NICU 血管内治疗术后监护与管理病例荟萃

刘丽萍　主编

U0312621

科学出版社

北京

内 容 简 介

本书精选了14例行血管内治疗的急性缺血性卒中病例，对其临床、影像及预后进行了系统描述，同时回顾分析了相关文献，总结归纳了诊疗与管理的最新进展。旨在从不同角度出发，努力从相关研究中找出证据，分析血管内治疗围手术期可能存在的相关问题，尤其是各种并发症的预测及处理原则，为一线临床医生提供诊治思路。书末附有7个常用分级与量表，供读者参考。

本书图文并茂、语言精练、实用性强，可供神经内科、神经外科及其他相关科室的医生参考。

图书在版编目（CIP）数据

NICU血管内治疗术后监护与管理病例荟萃 / 刘丽萍主编. —北京：科学出版社，2018.6

ISBN 978-7-03-057810-5

Ⅰ.①N… Ⅱ.①刘… Ⅲ.①血管疾病-血管外科手术 Ⅳ.①R654.4

中国版本图书馆CIP数据核字(2018)第116359号

责任编辑：沈红芬 / 责任校对：张小霞
责任印制：赵 博 / 封面设计：黄华斌

科学出版社 出版

北京东黄城根北街16号
邮政编码：100717

http://www.sciencep.com

中国科学院印刷厂 印刷
科学出版社发行 各地新华书店经销

2018年6月第 一 版 开本：720×1000 1/16
2018年6月第一次印刷 印张：10 1/4
字数：200 000

定价：**128.00元**
（如有印装质量问题，我社负责调换）

编写人员

主　编　刘丽萍
副主编　杨中华
编　者　(按姓氏汉语拼音排序)
　　　　　蔡　媛　段婉莹　丁亚榕　刘　欣
　　　　　刘大成　刘婧伊　刘海艳　米东华
　　　　　聂曦明　孙　萍　谭　颖　魏　娜
　　　　　杨　波　杨馨漩　于丹丹　张　哲
　　　　　赵晓春　郑丽娜

序　一

最新流行病学数据显示我国脑血管病的发病率及致残率仍然呈居高不下的趋势，给社会及家庭带来了沉重的经济负担。危险因素的控制、积极的一级和二级预防是降低发病率的关键，而发病后急性期的治疗效果如何也显得越来越重要。

早在1995年NIHSS试验确定了静脉rt-PA溶栓3小时的治疗时间窗，血管再通被证实是急性期管理有效的治疗方法之一。随着后续研究结果的不断更新，尤其是自2014年下半年以来几项有关桥接及血管内治疗国际多中心RCT结果的公布，使获益人群增加，加之取栓设备的更新，为急性缺血性卒中的血管再通治疗提供了更多的选择，血管内治疗得以在临床上广泛推广，也被正式写入国际国内多家指南推荐意见中。

在对急性卒中治疗方法不断更新的同时，我们看到术后神经重症监护与管理越发重要了。预防及管理各种并发症，做到提前预测、综合管理，是让患者获得良好预后的最佳策略。

该书是在首都医科大学附属北京天坛医院神经病学中心神经重症医学科刘丽萍教授的带领下编写的另一册病例集。近年来，神经重症医学科在开展新理论、新技术、新方法上下功夫，在有关神经功能评估与监测、急重症卒中并发症的管理等方面做了大量的临床研究并开展了丰富的临床实践，积累了一定的数据及丰富的临床经验。该书就是在日常管理的病例基础上精选、荟萃而成，详细描述了病例的临床、影像及预后，主要针对急性血管再通治疗中遇到的问题及疑惑，从临床中发现问题，并通过最新文献回顾寻找理论依据，深入讨论分析，希望能为读者提供一定的诊治思路。

病例荟萃是深受临床医生喜爱的一种病例分享形式。该书通过凝练问题、寻找答案的模式编写，希望与读者在争鸣中共同提高，相信一定会再次受到国内同行的欢迎，特此将该书推荐给急诊科、神经内科、神经外科及相关专业的医生，希望这些病例对临床实践及临床研究有切实的借鉴作用。

王拥军

2018 年 6 月

序　二

　　评判一流医院的标准是诊断和治疗疑难重症的水平。作为新兴的神经病学亚专科，将神经病学与危重症医学交融为一体，为患者提供全面、系统、高质量的医学监护与救治是神经重症医学科肩负的最高使命。

　　首都医科大学附属北京天坛医院神经病学中心依托国家神经系统疾病临床医学研究中心平台，具有世界先进的神经系统疾病临床救治水平、强大的综合管理能力，其中最具代表性的天坛脑血管病中心在王拥军教授的带领下，近年来开展了一系列的高质量临床研究，为国际脑血管病学术领域提供了新的循证医学证据，改写了国际指南，展现了中国研究者的风采。他们通过不懈的努力和对卓越的持续追求，以临床研究、技术创新、学术交流、人才培养、国际合作集于一体的综合性模式成为引领者走在世界前沿，在国际脑血管病领域不断发出强而有力的声音。

　　来自这个中心的神经重症医学科，不仅是中国神经重症领域最重要的专业团队，同时也在国际领域具有一定的影响力，在新方法、新理论和新实践方面都是积极的推动者。在这个急性脑血管病治疗技术不断更新的时代，在降低院内并发症及改善患者预后方面积累了非常宝贵的经验。刘丽萍教授带领团队撰写的病例集可以带您领略重症脑血管病的诊断、血管内治疗及监护的现状和最新进展，这是走向神经重症创新的重要一步，特此将该书推荐给您！

Wengui Yu（俞文贵）

Vice Chair for Hospital Affairs

Professor of Clinical Neurology

Director of Comprehensive Stroke and Cerebrovascular Center

University of California, Irvine

2018 年 6 月

前　言

　　这是我们的团队撰写出版的第二本有关NICU管理的病例集了。

　　上一本病例集是在2年前出版，收集了首都医科大学附属北京天坛医院神经病学中心收治的有关神经重症疑难复杂病例，做了详尽的归纳、文献回顾及专家点评，出版之后受到了读者的欢迎，为临床医生，尤其是从事神经重症专业的同行提供了临床实践的诊治思路。

　　随着近几年来有关急性脑血管病血管开通治疗研究结果的更新，尤其是桥接或血管内治疗相关研究呈现出越来越多的支持性证据，包括扩大获益人群、拓展时间窗及取栓设备的更新等，为实施急性血管开通治疗提供了坚实的理论基础。从实际的临床工作中，也看到越来越多的中心开展了这样的工作及治疗，积累了丰富的经验。

　　但是在管理这些患者的同时，也确实遇到了各种各样的并发症，如出血转化、高灌注综合征、血管开通后再闭塞、手术相关的栓子脱落及造影剂渗漏等，虽然发生的概率不高，但这些并发症都会导致临床过程的恶化或加重，直接影响患者的预后。目前的问题是对于术后管理策略该如何考虑：如术后的血压该如何管理？对于不同卒中病因及机制的患者抗栓药该如何选择？强化他汀治疗是否也适合于这类患者？术后的镇静镇痛是否使患者获益？能不能通过神经功能监测预测可能的并发症及预后？最近的相关研究及最新指南中，对上述术后的一系列管理策略都未做详细的介绍，考虑其原因是目前还没有直接有关术后管理方案的研究设计，不同的患者在原发病的亚型、严重程度、术中的处理都不尽相同，导致了术后管理也各有各的特点，需遵循血管病管理的"个体化"原则。

　　基于以上想法，撰写组精选了14例收住于首都医科大学附属北京天坛医院神经病学中心神经重症医学科的病例，对临床、影像及预后进行了全面的描述，并针对该病例进行了相关文献的回顾分析。目的是从不同角度出发，努力从相关研究中找出证据，分析血管内治疗围手术期可能存在的相关问题，尤其是各种并发症的预测及处理原则，为一线临床医生提供诊治思路。

2017 年 1 月，中国卒中学会重症脑血管病分会也组织国内相关领域专家讨论出版了《急性缺血性卒中血管内治疗术后监护与管理中国专家共识》，就上述问题给出了合理的推荐意见。

问题来自于临床，也回归于临床。作者选取急性卒中血管再通治疗患者的监护与管理作为主题，努力寻找可靠的研究证据，目的是为了回答来自临床一线每天都要面对的问题。

感谢首都医科大学附属北京天坛医院神经病学中心神经重症医学科的同事，在本书撰写过程中他们投入了大量的精力；感谢我的导师王拥军教授在本书编写过程中给予的指导和支持；感谢神经病学中心所有同事的鼎力相助！正是他们的支持和帮助，本书才得以顺利出版。

刘丽萍

2018 年 5 月

目 录

1 遵循指南标准，桥接治疗稳中取胜

一、病例摘要

患者女性，60岁，主要因"突发左肢无力伴言语不清2小时"就诊于医院急诊。该患者就诊当日晨起时并未感到明显不适，早上06：00左右突然出现症状，遂于07：40（发病后约1小时40分钟）到达急诊；就诊时美国国立卫生研究院卒中量表（National Institutes of Health Stroke Scale，NIHSS）评分为13分（凝视1分＋面瘫2分＋左上肢4分＋左下肢4分＋感觉1分＋构音1分）。患者既往有风湿性心脏病病史3年，发现房颤3年，未口服抗凝药；3年前患脑梗死，否认有后遗症，平素每日规律口服阿司匹林100mg；发现甲状腺功能减低3年，未予治疗。

患者07：50（发病后约1小时50分钟）于急诊完成头颅计算机断层扫描（computed tomography，CT）检查，发现右侧大脑中动脉高密度征，未见明显低密度灶（图1-1）。初步诊断为急性缺血性卒中，经评估符合急诊绿色通道

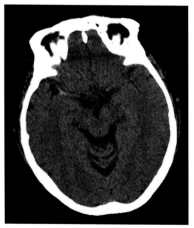

图1-1 头颅CT（07：50，发病后约1小时50分钟）

显示右侧大脑中动脉高密度征，未见明显低密度灶

纳入标准，遂立即建立静脉通道、迅速完善实验室检查等，08：10（发病后约2小时10分钟）开始头颅多模式磁共振（magnetic resonance，MR）检查（图1-2）。影像结果显示右侧侧脑室旁及基底核区急性梗死灶，右侧大脑中动脉起始段闭塞，脑血流量（cerebral blood flow，CBF）图可见右侧大脑中动脉供血区大片低灌注，不匹配阳性，经多学科医师快速综合评估后考虑立即行血管再通治疗。

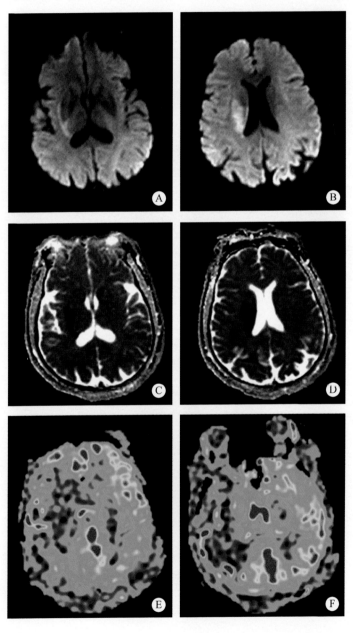

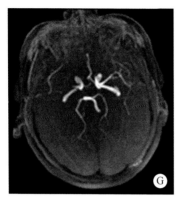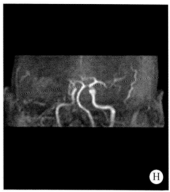

图 1-2　头颅多模式 MR（08：10，发病后约 2 小时 10 分钟）

A ～ B. DWI 序列示右侧侧脑室旁及基底核区高信号，ASPECTS 评分 8 分；C ～ D. ADC 序列可见上述相应区域低信号；E ～ F. CBF 图示右侧大脑中动脉供血区大片低灌注，不匹配阳性；G ～ H. MRA 序列示右侧大脑中动脉 M1 段闭塞。DWI. 弥散加权成像（diffusion weighted imaging）；ASPECTS. Alberta 卒中项目早期 CT 评分（Alberta Stroke Program Early CT Score）；ADC. 表观弥散系数成像（apparent diffusion coefficient）；MRA. 磁共振血管成像（magnetic resonance angiography）

　　由于发病时处于静脉时间窗内，且无明显溶栓禁忌证，故于 08：40（发病后 2 小时 40 分钟）首先启动了静脉注射重组组织型纤溶酶原激活剂（recombinant tissue plasminogen activator，rt-PA）溶栓治疗（0.9mg/kg），随后立即送入导管室准备行血管内治疗，09：10（发病后 3 小时 10 分钟）成功穿刺股动脉。通过数字减影血管造影（digital subtraction angiography，DSA）观察到右侧大脑中动脉 M1 段闭塞，遂于局麻下行右侧大脑中动脉机械取栓术。术中先后使用 Solitaire 支架行 2 次机械取栓，取出 3 块大小约 3mm 的暗红色不凝血栓块。DSA 显示右侧大脑中动脉通畅，改良脑梗死溶栓（modified thrombolysis in cerebral infarction，mTICI）分级 2b 级（图 1-3 和图 1-4），血管再通时间为 09：40（发病后 3 小时 40 分钟）。

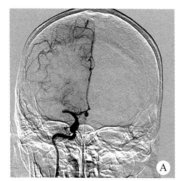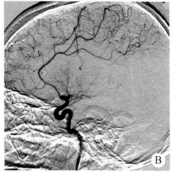

图 1-3　术前 DSA（09：10，发病后 3 小时 10 分钟）

A. 正位；B. 侧位：右侧大脑中动脉 M1 段闭塞，大脑前动脉经软脑膜向右侧大脑中动脉供血区代偿

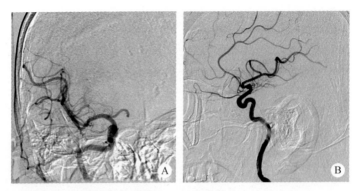

图 1-4　术中 DSA（09：40，发病后 3 小时 40 分钟）

A. 正位；B. 侧位：经 Solitare 支架取栓 2 次后，可见右侧大脑中动脉正常显影，mTICI 分级 2b 级

　　术后对患者复查了头颅 CT（发病后 5 小时），显示右侧基底核片状高密度影，无占位效应，考虑造影剂渗出可能性大（图 1-5）。术后 NIHSS 评

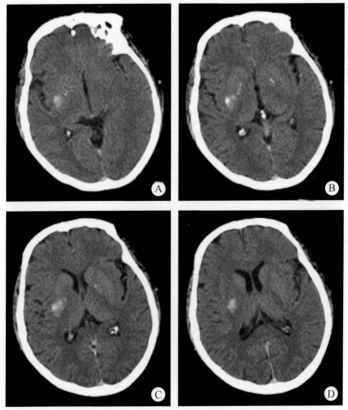

图 1-5　术后复查头颅 CT（11：00，发病后 5 小时；血管再通后 1 小时 20 分钟）

可见右侧基底核区高密度影，造影剂渗出可能性大

分为9分（凝视1分＋面瘫2分＋左上肢2分＋左下肢2分＋感觉1分＋构音1分）。患者于术后收入神经重症监护室（neurological intensive care unit，NICU）行进一步监护与治疗。

　　患者发病次日（发病后25小时）复查头颅多模式MR，DWI序列显示梗死体积较前稍有扩大；磁敏感加权成像（susceptibility weighted imaging，SWI）序列可见右侧基底核区小片低信号，右侧大脑中动脉通畅（图1-6）。患者症

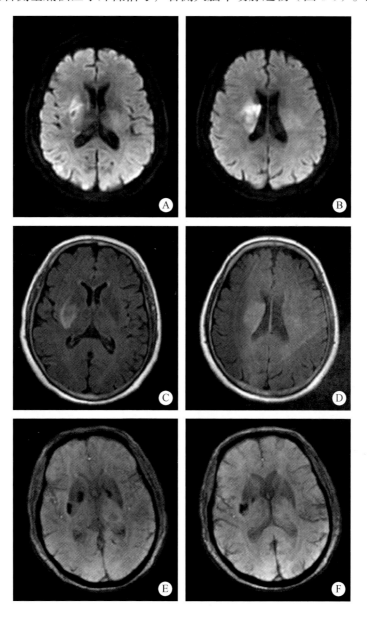

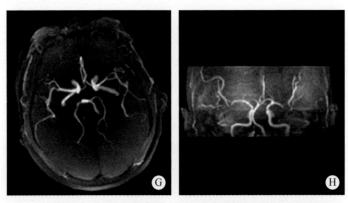

图 1-6　复查头颅多模式 MR（发病后 25 小时）

A～B. DWI 序列示右侧基底核区及侧脑室旁高信号较前稍扩大；C～D. 液体衰减反转恢复序列（fluid attenuated inversion recovery，FLAIR）可见右侧基底核区及侧脑室旁高信号；E～F. SWI 序列可见右侧基底核区低信号，考虑出血转化；G～H. MRA 序列示右侧大脑中动脉正常显影

状较前好转，NHISS 评分为 8 分（凝视 1 分＋面瘫 2 分＋左上肢 1 分＋左下肢 2 分＋感觉 1 分＋构音 1 分）。治疗方面，给予患者阿司匹林 100mg qd 抗血小板聚集、阿托伐他汀钙 80mg qn 降脂等治疗。

　　患者发病后第 3 天复查头颅 CT 示右侧基底核高信号消失，右侧侧脑室旁及基底核区梗死（图 1-7）。入院后同时完善华法林相关药物基因型检测，结果显示患者华法林基因型为 CYP2C9：*1/*1；CKORC1：AA。后于发病 1 周时停用阿司匹林，改为华法林抗凝治疗，华法林起始剂量为 3～4mg，根据 INR 连续监测值酌情调整每日口服剂量。最终，患者于发病后 11 天出院。出院时 NIHSS 评分为 5 分（面瘫 2 分＋左上肢 1 分＋左下肢 1 分＋构音 1 分）；改良 Rankin 量表评分（modified Rankin Scale，mRS）3 分。

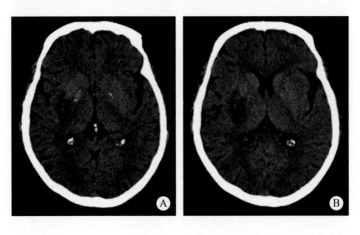

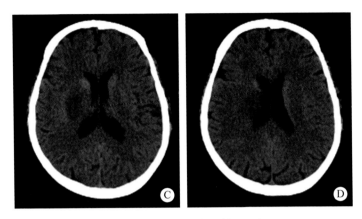

图 1-7 头颅 CT（发病后第 3 天）

显示右侧基底核区及侧脑室旁低密度，高密度信号消失

二、文献回顾及讨论

本病例是 1 例急性心源性栓塞致右侧大脑中动脉闭塞行急诊静脉溶栓桥接血管内治疗的典型案例。

2015 年美国卒中协会 / 美国心脏协会（American Stroke Association/American Heart Association，ASA/AHA）急性缺血性卒中血管内治疗指南更新版[1]指出：适合静脉溶栓的患者即使考虑血管内治疗也应首先实施静脉溶栓（Ⅰ类证据，A 级推荐）；当患者满足以下标准时，应考虑支架血管内治疗：①发病前 mRS 为 0 分或 1 分；②发病 4.5 小时内实施静脉溶栓；③颈内动脉闭塞或大脑中动脉近端（M1）段闭塞；④年龄≥ 18 岁；⑤ NIHSS 评分≥ 6 分；⑥ ASPECTS 评分≥ 6 分；⑦穿刺至发病时间应少于 6 小时。该患者完全符合上述选择标准。2015 年中国卒中学会也及时发布了《急性缺血性卒中血管内治疗中国指南 2015》[2]，推荐使用机械取栓治疗发病 6 小时内的急性前循环大血管闭塞性卒中，发病 4.5 小时内可在足量静脉溶栓基础上实施（Ⅰ类推荐，A 级证据）；有机械取栓指征时应尽快实施（Ⅰ类推荐，A 级证据）。有静脉溶栓指征时，机械取栓不应妨碍静脉溶栓，静脉溶栓也不能延误机械取栓（Ⅰ类推荐，A 级证据）。

该患者症状典型，就诊及时，诊断明确，发病时间符合静脉溶栓及血管内治疗时间窗，完全符合上述指南中的适应证，我们遂遵循当时的指南进行了静脉溶栓桥接血管内治疗。2018 年初，ASA/AHA 公布了新的急性缺血性卒中早期管理指南[3]，指南规定对于满足以下标准的患者应该采取机械取栓治疗：①发病前 mRS 为 0 分或 1 分；②颈内动脉闭塞或大脑中动脉近端（M1）段闭塞；③年龄 ≥ 18 岁；④ NIHSS 评分 ≥ 6 分；⑤ ASPECTS 评分 ≥ 6 分；⑥穿刺至发病时间应少于 6 小时（Ⅰ级推荐，A 级证据）。可见，同 2015 版指南相比[1]，取消了"发病 4.5 小时内实施静脉溶栓"此条标准。但 2018 版指南同时规定，若患者符合静脉溶栓的治疗标准，即使考虑患者进行血管内治疗，也必须接受静脉溶栓（Ⅰ级推荐，A 级证据）。因此，对于发病 4.5 小时内的患者，桥接治疗仍是指南推荐的首选方案。

众所周知，桥接治疗之所以有如此重要的推荐级别，证据主要来自 2015 年于《新英格兰医学杂志》上先后发表的 5 项大型随机对照研究（randomized controlled trial，RCT），分别为 MR CLEAN、ESCAPE、REVASCAT、SWIFT PRIME、EXTEND IA 研究[4-8]。上述 5 个 RCT 研究均证实，对于急性前循环大血管闭塞所致的急性缺血性卒中血管内治疗优于单纯静脉溶栓。上述 5 项研究中，约 85% 的血管内治疗患者接受了静脉溶栓桥接血管内治疗。为什么静脉溶栓桥接血管内治疗优于单纯静脉溶栓呢？最重要的原因是，针对大血管闭塞性脑卒中，静脉溶栓后的血管再通率很低，如大脑中动脉 M1 段再通率约为 30%，颈内动脉末端再通率仅为 6%[9]，而上述 5 个研究中通过血管内治疗达到 TICI 分级 2b/3 级的比例高达 58.7% ～ 88%。此外，《新英格兰医学杂志》曾于 2013 年先后发表了 3 篇关于急性缺血性卒中血管内治疗的 RCT 研究结果[10-12]，分别为 SYNTHESIS EXPANSION、IMSⅢ 及 MR RESCUE 研究，但结果并未提示血管内治疗优于静脉溶栓，为何出现了"三阴五阳"的结果？2015 年 ASA/AHA 急性缺血性卒中血管内治疗指南更新版[1]对此进行了深入的精彩解析，认为"三阴"研究取栓设备为老一代设备，再通率低（41% ～ 25%），治疗时间长，可能存在时间延误；另外，入选标准中可能未能筛选出最易获益的人群。而"五阳"研究中新一代 Solitaire 支架取栓装置的使用比例增加，再通率明显提高。其次，采用较严格的筛选标准选出了如小梗死核心、侧支循环良好等可能获益的人群。再者，症状发生到治疗的时间总体缩短。最后，大部分（85%）患者接受了静脉溶栓桥接治疗。因此，现阶段静脉桥接血管内治疗仍为时间窗内急性大血管闭塞患者的首选治疗方案。

对于急性期所采取的影像策略，在本病例中，患者于发病 1 小时 50 分钟首先行头颅 CT 平扫后考虑存在大血管闭塞可能，所以立即进行了多模式 MR 检查（发病后 2 小时 10 分钟），包括 $T_1+T_2+T_2*+$ DWI+PWI+MRA 等序列，最终明确了右侧大脑中动脉近端闭塞。经过多学科医师联合筛选与系统评估后，对该患者采取了静脉溶栓并桥接血管内治疗。2018 版 ASA/AHA 急性缺血性脑卒中早期管理指南[3]针对早期头颅影像检查的选择做了大篇幅的更改，核心原则是影像学检查不应延误治疗启动的时间，其中部分规定如下：不推荐静脉溶栓治疗之前采用 MRI 排除微出血（Ⅲ级推荐，B-NR 级证据，即证据来自于 1 个或 1 个以上的中等质量的非 RCT 研究或该类研究的荟萃分析）；多模式 CT 或 MR 检查，包括灌注成像，不应延误静脉溶栓治疗（Ⅲ级推荐，B-NR 证据）；对于可能采取机械取栓治疗的患者，应尽快完成非创伤性颅内血管的评估，但不能延误静脉溶栓治疗。即满足静脉溶栓治疗的患者，无论颅内血管评估有无完成，均应立即启动静脉溶栓治疗（Ⅰ级推荐，A 级证据）。根据以上的推荐意见，本例患者早期采取的影像策略有值得商议之处。首先，患者 CT 检查之后即应启动静脉溶栓治疗，而不是在颅内血管评价之后；其次，T_2^* 或 SWI 序列排除微出血是不推荐的；最后，不应因灌注成像（CBF）延误静脉溶栓治疗。可见结合当地医疗机构的实际情况，根据指南建议选择最优化的影像策略是将来工作的一个方向。

最后，虽然本患者发病时病情较重（NIHSS 评分 13 分），且合并有较多的基础疾病（风湿性心脏病、房颤），但患者及时就诊，早期实施了静脉溶栓（发病后 2 小时 40 分钟）并桥接血管内治疗（Solitaire 支架机械取栓，血管再通时间距发病约 3 小时 40 分钟），成功使闭塞血管再通，恢复了脑血流灌注，这是患者神经功能未进一步恶化且获得好转的根本原因。此外，患者核心梗死体积相对较小、有良好的侧支代偿（由大脑前动脉经软脑膜代偿）也是患者预后相对良好的影响因素之一。科学的肢体康复及切实有效的二级预防将是患者下阶段脑血管病预防和治疗的重中之重。

（刘大成）

参 考 文 献

［1］Powers WJ, Derdeyn CP, Biller J, et al. 2015 American Heart Association/American Stroke Association focused update of the 2013 guidelines for the early management of patients with acute ischemic stroke regarding endovascular treatment：a guideline for healthcare professionals from the American Heart Association/American Stroke Assocation. Stroke，2015，46（10）：3020-3035.

［2］中国卒中学会，中国卒中学会神经介入分会，中华预防医学会卒中预防与控制专业委员会介入学组. 急性缺血性卒中血管内治疗中国指南 2015. 中国卒中杂志，2015，10（7）：590-606.

［3］Powers WJ，Rabinstein AA，Ackerson T，et al. 2018 guidelines for the early management of patients with acute ischemic stroke. Stroke，2018，49：e46-e110.

[4] Berkhemer OA, Fransen PS, Beumer D, et al. A randomized trial of intra-arterial treatment for acute ischemic stroke. N Engl J Med, 2015, 372（1）: 11-20.

[5] Goyal M, Demchuk AM, Menon BK, et al. Randomized assessment of rapid endovascular treatmetn of ischemic stroke. N Engl J Med, 2015, 372（11）: 1019-1030.

[6] Jovin TG, Chamorro A, Cobo E, et al. Thrombectomy within 8 hours after symptom onset in ischemic stroke. N Engl J Med, 2015, 372（24）: 2296-2306.

[7] Saver JL, Goyal M, Bonafe A, et al. Stent-retriever thrombectomy after intravenous t-PA vs t-PA alone in stroke. N Engl J Med, 2015, 372（24）: 2285-2295.

[8] Campbell BC, Mitchell PJ, Kleinig TJ, et al. Endovascular therapy for ischemic stroke with perfusion-imaging selection. N Engl J Med, 2015, 372（11）: 1009-1018.

[9] Alexandrov AV. Current and future recanalization strategies for acute ischemic stroke. J Intern Med, 2010, 267（2）: 209-219.

[10] Ciccone A, Valvassori L, Nichelatti M, et al. Endovascular treatment for acute ischemic stroke. N Engl J Med, 2013, 368: 904-913.

[11] Broderick JP, Palesch YY, Demchuk AM, et al. Endovascular therapy after intravenous t-PA versus t-PA alone for stroke. N Engl J Med, 2013, 368: 893-903.

[12] Kidwell CS, Jahan R, Gombein J, et al. A trial of imaging selection and endovascular treatment for ischemic stroke. N Engl J Med, 2013, 368: 914-923.

2 急性缺血性卒中动脉溶栓治疗仍在继续，但前途未卜

一、病例摘要

患者男性，58岁，主要因"右侧肢体无力伴言语不清5.5小时"，以"脑梗死"入笔者所在医院急诊科。患者就诊当日约08：30被同事发现右侧肢体无力，表现为右上肢不能抬举，右下肢不能站立，伴言语不清、答非所问，无意识不清、肢体抽搐、二便失禁，症状持续无缓解。患者遂于10：30（发病后2小时）至当地医院就诊，行头颅CT检查未见明显异常，考虑诊断脑梗死，给予阿司匹林100mg口服，此后患者肢体肌力较前稍好转。为进一步诊治，于14：00（发病后5.5小时）抵达笔者所在医院急诊科。

到院血压121/73mmHg，脉搏66次/分，心电图示窦性心律；神经系统查体示神志清，混合性失语，双侧瞳孔等大等圆，双侧瞳孔对光反射存在，双侧眼球活动可，未见眼震及眼球浮动，右侧鼻唇沟偏浅，伸舌偏右。右上肢肌力3级，右下肢肌力5⁻级。四肢肌张力正常，腱反射对称存在，双下肢腱反射弱，右侧病理征阳性。NIHSS评分9分（意识提问2分＋言语3分＋面瘫1分＋右上肢2分＋感觉1分）。

既往史：否认高血压、糖尿病、心脏病病史。发现左侧颈内动脉严重狭窄10年，间断口服阿司匹林。否认吸烟、饮酒史。

急诊于14：20立即完善头颅多模式MR检查，结果显示左侧脑室旁超急性期脑梗死，左侧大脑中动脉供血区异常灌注，不匹配阳性。MRA显示左侧颈内动脉、双侧大脑中动脉闭塞（图2-1）。

患者于下午15：10（发病后约6.5小时）入导管室，全脑DSA示双侧颈总动脉、右侧颈内动脉、双侧大脑前动脉显影可，左侧颈内动脉C1段闭塞，左侧大脑中动脉M1段闭塞，前交通动脉开放，右侧大脑前动脉通过前交通动脉向左侧大脑前动脉供血区代偿，左侧大脑前动脉通过软脑膜支向左侧大脑中动脉供血区代偿，右侧大脑前动脉通过软脑膜支向右侧大脑中动脉供血

区部分代偿。椎基底动脉系统显影正常，双侧后交通动脉开放，双侧大脑后动脉均通过软脑膜支向双侧大脑中动脉供血区部分代偿供血（图 2-2）。

综合血管造影表现支持左侧大脑中动脉急性闭塞，急性血栓形成可能，考虑为本次责任病变。但在进行左侧颈内动脉造影时未见前向血流，且导丝无法通过，结合患者既往存在左侧颈内动脉严重狭窄，高度考虑此处为慢性闭塞可能。患者前后循环侧支代偿尚可，考虑经右侧颈内动脉、左侧椎动脉尝试进行动脉溶栓，遂先后将导管置于右侧颈内动脉（20mg）及左侧椎动脉

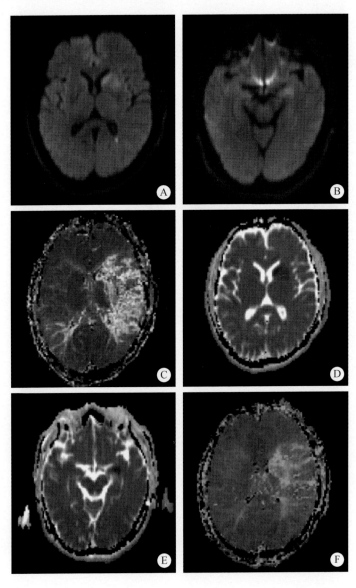

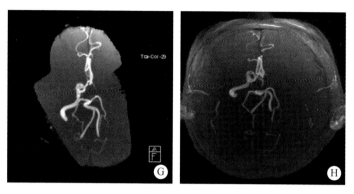

图 2-1　头颅多模式 MR

A、B.DWI 序列示右侧外囊、基底核、放射冠高信号；D、E.ADC 序列显示上述相应区域低信号；C、F.
PWI 序列示右侧大脑中动脉供血区大片低灌注；G、H.MRA 序列示右侧大脑中动脉闭塞、左侧胚胎
型大脑后交通动脉

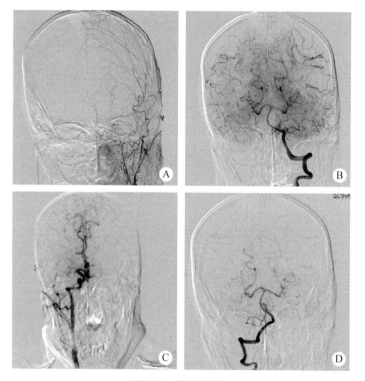

图 2-2　术前 DSA

双侧颈总动脉、右侧颈内动脉、双侧大脑前动脉显影可，左侧颈内动脉 C1 段闭塞，左侧大脑中动脉
M1 段闭塞，前交通动脉开放，右侧大脑前动脉通过前交通动脉向左侧大脑前动脉供血区代偿，左侧
大脑前动脉通过软脑膜支向左侧大脑中动脉供血区代偿；椎基底动脉系统显影正常，双侧大脑后动脉
均通过软脑膜支向双侧大脑中动脉供血区部分代偿供血

开口处（10mg）给予 rt-PA 动脉溶栓治疗。此时 DSA 显示前、后交通动脉开放，基底动脉通过后交通动脉向左侧大脑中动脉部分供血区代偿供血（图 2-3）。遂结束手术，将患者收入 NICU 进一步治疗，术后 NIHSS 评分 3 分。治疗方面，给予患者每日口服阿托伐他汀 40mg 降脂稳定斑块等治疗。

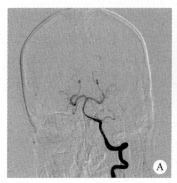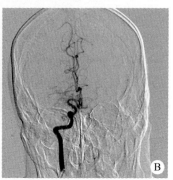

图 2-3　术后 DSA

较前片未见明显变化

术后 6 小时复查头颅 CT 显示左侧脑室旁梗死灶，未见出血性改变（图 2-4）。遂给予阿司匹林 100mg+ 氯吡格雷 75mg 口服抗血小板聚集治疗，同时给予皮下注射低分子肝素 0.4ml q12h 抗凝治疗。

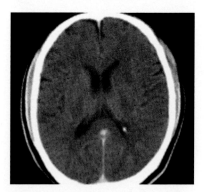

图 2-4　头颅 CT（术后 6 小时复查）

左侧脑室旁梗死灶，未见出血性改变

术后 24 小时复查头颅多模式 MR，显示脑内散在急性期 / 亚急性期梗死灶（较术前稍大）；MRA 显示左侧颈内动脉闭塞；左侧大脑前动脉显影略浅淡；左侧大脑中动脉多发局限性狭窄；左侧后交通动脉开放；右侧大脑中动脉闭塞（图 2-5）。

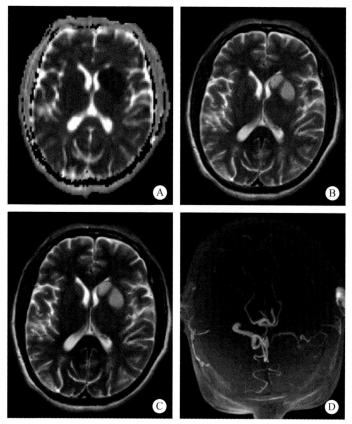

图 2-5　术后 24 小时复查头颅多模式 MR

显示脑内散在急性期／亚急性期梗死灶

　　发病后 4 天完善头颅多模式 CT 检查：CT 平扫可见左侧基底核、放射冠片状缺血梗死灶；颅内大血管壁多发钙化斑；CT 灌注示左侧基底核、放射冠多发斑片状灌注缺失区，左侧脑岛、右侧颞叶可见片状 MTT、TTP 延长，rCBF 稍降低、rCBV 大致正常区域；CTA 示左侧颈内动脉末端狭窄，其余节段闭塞可能性大；左侧大脑中动脉欠光滑；右侧大脑中动脉明显狭窄，显影浅淡；双侧椎动脉及基底动脉迂曲（图 2-6）。

　　发病后 48 小时的经颅多普勒超声（transcranial Doppler sonography，TCD）显示：①左侧颈内动脉闭塞（前交通动脉开放，左侧颈外动脉－左侧颈内动脉侧支循环建立）；②双侧锁骨下动脉重度狭窄；③左侧大脑中动脉狭窄；④右侧大脑中动脉闭塞可能；⑤双侧椎动脉、基底动脉及大脑后动脉血流速度减慢。TCD 微栓子监测阴性。患者 CYP2C19 基因型检测提示 *1/*2（636 GG，681 GA）（＋），并于发病后第 4 天停用低分子肝素，继续给予阿司匹林100mg+氯吡格雷75mg口服抗血小板聚集治疗。后患者病情渐趋稳定，于发病后第15天转入外院继续康复治疗，出院时NIHSS评分2分。

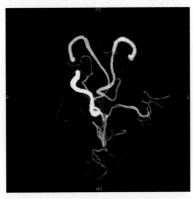

图2-6　术后头颅CTA（发病后4天）

二、文献回顾及讨论

本病例为急性缺血性卒中致左侧大脑中动脉新发闭塞并直接行动脉溶栓治疗的患者。该患者自发病起至到院的时间间隔为5.5小时，急诊行磁共振检查示前循环脑梗死、左侧大脑中动脉新发闭塞，不匹配阳性。根据国际静脉溶栓指南，该患者已超出4.5小时的静脉溶栓"时间窗"[1]，发病后6.5小时接受了单纯动脉溶栓治疗，且没有实施机械取栓等其他血管内治疗。责任血管第一时间并没有再通，最终形成的梗死体积扩大，但术后NIHSS评分下降，提示可能部分低灌注区域得以挽救，治疗仍然有效，在接受后续强化抗栓治疗后，患者的最终预后良好且部分血管达到再通，可以认为患者在全面的决策及治疗下最终获益。

针对急性缺血性卒中血管再通治疗选择的讨论由来已久，观点层出不穷。从经典的静脉溶栓治疗，到新兴的动脉取栓治疗，适应证的讨论、技术的革新、病理生理机制的探究贯穿始终。而唯一不变的观点是现有血管再通的机制、影响因素远比我们所认识的复杂，尽管有大量循证医学证据指导，有临床指南为我们提供决策，但在临床实际操作中，在指南基础上进行个体化的选择仍为经验丰富的神经内科医生所倡导。

患者到达急诊时已是发病后5.5小时，显然不符合静脉溶栓治疗标准。此时，我们不由地考虑是否应对患者进行血管内治疗？截至目前，急性卒中血管内治疗已被循证医学所证实能够使符合相应入选条件的急性缺血性卒中患者最终获益[2]。进一步的研究证实，扩大时间窗同时存在影像学甚至临床－影像不匹配的患者也可以通过采取积极的机械取栓治疗而最终获益[3]。然而，大部分研究却没有对取栓操作的能力及相应的取栓操作难度进行评估，在不同级别中心、不同国家的取栓技术及不同血管条件的患者都存在差异。对本病例而言，患者存在严重的多发血管狭窄，头颅 MRA 显示患者既存在符合定位体征的左侧颅内动脉闭塞，同时存在右侧大脑中动脉闭塞，其血管病变复杂；结合影像学符合左侧大脑中动脉供血区，最终认定责任病变血管为左侧大脑中动脉 M1 段。另外，患者存在大面积低灌注区，存在明确的可挽救组织，此时种种迹象表明，进一步的血管再通治疗，可以有效地抢救缺血半暗带组织。同时，患者不存在绝对禁忌证，因此我们最终决定对患者进行急诊血管内治疗。

急诊 DSA 血管表现与 MRA 结果一致，我们同时还发现患者尽管存在多发的血管病变，但前后交通动脉、软脑膜动脉等多组侧支代偿通路形成，这可能是患者没有迅速形成不可逆缺血组织的主要原因之一。然而，患者最终形成新发卒中，可能与其存在慢性血管病变从而导致长期灌注不足有关，血管再通后将会对低灌注有所改善。研究表明，对于慢性闭塞血管的择期开通治疗无害，并且可能改善预后。但在患者长期低灌注的条件下，急性期开放慢性闭塞血管目前仍存在争议及风险。在急性期脑血流自动调节失衡的情况下，这可能会使恶性高灌注、症状性颅内出血转化的风险明显增加。因此，大部分研究建议，待病情稳定 2 ～ 3 周后再考虑进行该治疗。

在本病例中，尝试处理左侧慢性闭塞的颈内动脉显然存在着极高的风险，因此我们不得不考虑第二种方案。患者责任血管近端为完全性动脉闭塞，其左侧大脑中动脉供血区由前交通动脉、软脑膜动脉、后交通动脉共同代偿供血。如果不考虑开通左侧颈内动脉，则只能选择从右侧颈内动脉或后循环等备选方案来尝试进行动脉溶栓治疗。术后 DSA 虽然没有见到明确的 M1 段开通，但可以见到部分大脑中动脉分支远端血管的显影，且患者 NIHSS 评分较前也确实得以减少。

常用的动脉内溶栓方法是将导管尖端置于闭塞血管内（非接触性溶栓）或直接与栓子接触（接触性脉冲式血栓注药）后再注入溶栓药物，理论上可以使溶栓药物直接到达栓塞局部或直接进入血栓内部，提高了栓子周围溶栓药物的浓度，进而提高血管的再通率。同时，由于降低了溶栓药物的使用量，动脉溶栓治疗可能更为安全。与静脉溶栓相比，动脉溶栓的优势在于药物可直接作用于责任血管，因而具有选择性高、用药剂量小、局部药物浓度高、血管再通率高、全身不良反应较小等优点。目前已有少量研究提示可能改善患者的早期再通率。

早期进行的动脉溶栓临床研究主要有 3 项。重组尿激酶原在急性脑梗死中的应用研究（Prolysein Acute Cerebral Thromboembolism Trial，PROACT）Ⅰ期试验[4]是最早进行的探讨动脉溶栓有效性及安全性的国际临床研究，旨在评估发病 6 小时内的大脑中动脉闭塞性卒中患者动脉内应用重组尿激酶原的有效性及安全性。动脉溶栓组接受静脉内肝素及动脉内 6 mg 重组尿激酶原联合治疗，对照组仅接受静脉内肝素治疗。结果显示，动脉溶栓组和对照组血管再通率分别为 57% 和 14%，动脉溶栓组再通率明显高于对照组。两者 24 小时症状性颅内出血率分别为 15.4% 和 7.1%，动脉溶栓组出血风险较高。但研究存在样本量少、血管再通率及不同肝素剂量等可能影响研究结果的混杂因素。随后的 PROACT-Ⅱ期试验[5]增加了样本量，共纳入 180 例发病 6 小时以内的大脑中动脉闭塞患者；并且为了提高血管再通率及降低颅内出血率，采用小剂量肝素治疗方案，将动脉内重组尿激酶原的使用剂量增至 9mg。研究结果显示，动脉溶栓组血管再通率为 66%，对照组为 18%，动脉溶栓组血管再通率显著高于对照组，而且 90 天良好预后率也明显提高（动脉溶栓组 40%，对照组为 25%）。两者 24 小时颅内出血率分别为 10% 和 2%，90 天死亡率无明显差异。日本的大脑中动脉血栓局部纤溶治疗试验（Middle Cerebral Artery Embolism Local Fibrinolytic Intervention Trial，MELT）[6]，共纳入 114 例发病 6 小时内的急性大脑中动脉 M1 或 M2 段闭塞患者，随机分为尿激酶动脉溶栓组和对照组。结果显示，两组 90 天临床预后良好（mRS 评分 0 ~ 2 分）的比例分别为 49.1% 和 38.6%，差异无统计学意义；但动脉溶栓组 90 天 mRS 评分为 0 ~ 1 分的患者比例明显高于对照组（分别为 42.1% 和 22.8%），具有明显差异。两组之间的死亡率和 24 小时内颅内出血率无明显差异。早期的这 3 项临床研究提示动脉溶栓能有效提高再通率并且可能改善预后；但是，随后的大型临床研究结果对此结论却并不支持。

卒中急诊管理（Emergency Management of Stroke，EMS）[7]、卒中介入治疗研究（Interventional Management Study Ⅰ，IMS Ⅰ）[8]和 IMS Ⅱ研究[9]结果显示，动脉溶栓联合静脉溶栓治疗并不显著优于单纯静脉溶栓治疗。EMS 试验结果显示，尽管静脉溶栓联合动脉溶栓不能改善临床预后，但其具有可行性且更容易达到再通。IMS Ⅰ试验结果显示联合溶栓组 3 个月死亡率较对照组低，但无统计学意义，sICH 与单纯静脉溶栓相似。IMS Ⅱ试验比较了注射导管低剂量静脉注射 rt-PA 溶栓（0.6mg/kg）和动脉注射 rt-PA（22mg）溶栓的有效性和安全性，并且与美国国立神经疾病和卒中研究所（National Institutes of Neurological Disorders and Stroke，NINDS）研究[10]结果进行了比较；前者 90 天预后良好的患者更多（46% 比 NINDS rt-PA 组 39%），症状性颅内出血率更高，但死亡率较低。

目前缺乏针对后循环及急性基底动脉闭塞（basilar artery occlusion，BAO）的前瞻性 RCT 研究。Lindsberg 等[11] 报道了使用静脉或动脉溶栓治疗 420 例基底动脉闭塞患者的疗效，结果显示动脉溶栓再通率更高（65% 比 53%，P –0.05），但死亡率和致残率与静脉溶栓无差异。基底动脉国际合作研究（Basilar Artery International Cooperation Study，BASICS）[12] 回顾性分析了 619 例急性起病的基底动脉闭塞患者的临床治疗效果，其中 592 例患者资料被最终纳入分析，使用抗栓治疗（183 例）、静脉溶栓（121 例）或动脉溶栓（288 例），未显示出各种治疗方案有显著差异。

尽管动脉溶栓治疗在临床研究中折戟沉沙，但临床中仍然有患者能够从动脉溶栓治疗中获益，《急性缺血性卒中血管内治疗中国指南 2015》中对其进行推荐：可以在足量静脉溶栓基础上对部分适宜患者进行动脉溶栓（Ⅱa 类推荐，B 级证据）。发病 6 小时内的大脑中动脉供血区的急性缺血性卒中，当不适合静脉溶栓或静脉溶栓无效且无法实施机械取栓时，可严格筛选患者后实施动脉溶栓（Ⅰ类推荐，B 级证据）。对于大部分患者而言，采用机械取栓技术，特别是静脉溶栓联合机械取栓技术优于动脉溶栓治疗。但对于血管条件复杂，或取栓困难的患者，动脉溶栓治疗仍应酌情考虑。但在静脉溶栓时间窗内，仍推荐先行静脉溶栓治疗。

无论采用何种方式的血管内治疗，恰当的术后管理也极为重要。其中，术后抗栓治疗的选择最为重要。目前尚无充分证据指导动脉溶栓治疗后的抗血小板治疗。以往我们常常参照急性缺血性卒中静脉溶栓后常规进行，24 小时后启动抗血小板治疗，但近期研究表明血管内治疗术后 24 小时内给予抗血小板治疗可提高患者术后再通率并改善预后[13]。本例患者在动脉溶栓治疗后责任血管并未及时再通，术前未进行静脉溶栓治疗，考虑患者病因分型为动脉粥样硬化性，梗死进展可能性大，权衡患者不存在显著的出血转化风险，因而我们最终选择术后 6 小时强化抗栓治疗，给予阿司匹林 100mg qd+ 氯吡格雷 75mg qd 双联抗血小板口服药物治疗，同时给予皮下注射低分子肝素 0.4ml q12h 抗凝治疗。

急性血管内治疗术后血压控制常常成为临床决策中的难点，血压过高容易导致出血转化及高灌注综合征，血压过低易引起再闭塞、梗死进展。临床医生倾向于选择折中的降压方案以避免上述情况的发生。现无明确临床证据支持动脉溶栓后的血压管理水平，可参照静脉溶栓血压管理及取栓后血压管理方案。对于本例患者尽管及时给予动脉溶栓治疗，但患者最终未能血管再通，因而并未给予强化降压方案，维持患者血压于 140 ～ 160mmHg。

综上所述，尽管目前指南对于动脉溶栓治疗有一定程度的推荐，不过尚无充足证据证实能否带来最终预后改善。但可以明确的是，尽早采取有效的再通治疗更容易为患者带来最终的预后改善，在无确切证据以前对于急性缺血性卒中患者而言，静脉溶栓与机械取栓治疗仍为首选治疗。在难以实施上述治疗的情况下，经严格筛选的患者可以考虑实施动脉溶栓。例如本例患者已超出静脉溶栓时间窗，同时存在可能的责任血管近端的慢性闭塞，机械取栓操作难度大，但存在明确的不匹配，给予动脉溶栓治疗，基于患者复杂的血管情况，采取了个体化的术后管理策略，最终使患者获得良好预后。

（聂曦明　刘婧伊）

参 考 文 献

[1] Demaerschalk B，Kleindorfer D，Adeoye O，et al. Scientific rationale for the inclusion and exclusion criteria for intravenous alteplase in acute ischemic stroke：a statement for healthcare professionals from the American Heart Association/American Stroke Association. Stroke，2016，47：581-641.

[2] Powers W，Biller J，Coffey C，et al. 2015 AHA/ASA focused update of the 2013 guidelines for the early management of patients with acute ischemic stroke regarding endovascular treatment：A guideline for healthcare professionals from the American Heart Association/American Stroke Association Stroke. Stroke，2015，46：3020-3035.

[3] Nogueira R，Jadhav A，Haussen D，et al. Thrombectomy 6 to 24 hours after stroke with a mismatch between deficit and infarct. N Engl J Med，2018，378（1）：11-21.

[4] del Zoppo G，Higashida R，Furlan A，et al. PROACT：a phase Ⅱ randomized trial of recombinant pro-urokinase by direct arterial delivery in acute middle cerebral artery stroke. PROACT Investigators. Prolyse in Acute Cerebral Thromboembolism. Stroke，1998，29：4-11.

[5] Furlan A，Higashida R，Wechsler L，et al. Intra-arterial prourokinase for acute ischemic stroke. The PROACT Ⅱ study：a randomized controlled trial. Prolyse in Acute Cerebral Thromboembolism. JAMA，1999，282：2003-2011.

[6] Ogawa A，Mori E，Minematsu K，et al. Randomized trial of intra-arterial infusion of urokinase within 6 hours of middle cerebral artery stroke：the middle cerebral artery embolism local fibrinolytic intervention trial（MELT）Japan. Stroke，2007，38：2633-2639.

[7] Lewandowski C，Frankel M，Tomsick TA，et al. Combined intravenous and intra-arterial r-tPA versus intra-arterial therapy of acute ischemic stroke：emergency management of stroke（EMS）bridging trial. Stroke，1999，30：2598-2605.

［8］Investigators IMSS. Combined intravenous and intra-arterial recanalization for acute ischemic stroke: the interventional management of stroke study. Stroke, 2004, 35: 904-911.

［9］Investigators IIT. The interventional management of stroke（IMS）II study. Stroke, 2007, 38: 2127-2135.

［10］Hacke W, Donnan G, Fieschi C, et al. Association of outcome with early stroke treatment: pooled analysis of ATLANTIS, ECASS, and NINDS rt-PA stroke trials. Lancet, 2004, 363: 768-774.

［11］Lindsberg PJ, Mattle HP. Therapy of basilar artery occlusion:a systematic analysis comparing intra-arterial and intravenous thrombolysis. Stroke, 2006, 37: 922-928.

［12］van Houwelingen R, Luijckx G, Mazuri A, et al. Safety and outcome of intra-arterial treatment for basilar artery occlusion. JAMA Neurology, 2016, 1; 73: 1225-1230.

［13］Jeong H, Kim B, Yang M, et al. Stroke outcomes with use of antithrombotics within 24 hours after recanalization treatment. Neurology, 2016, 87: 996-1002.

3 急性缺血性卒中血管内治疗能否替代传统溶栓治疗

一、病历摘要

患者男性，72 岁，因椎管内占位性病变（腰 4 神经鞘瘤）于全麻下行后正中入路腰 4 椎管内肿瘤切除术，术后患者一般情况良好，可在他人搀扶下站立及行走。术后第 8 天 13：20 左右，患者无明显诱因突然出现言语不能伴右侧肢体无力，遂于 15：30（发病后 2 小时 10 分钟）到达笔者所在医院急诊，就诊时 NIHSS 评分为 13 分（意识水平提问 2 分＋面瘫 1 分＋右上肢 3 分＋右下肢 3 分＋语言 3 分＋构音 1 分）。

当日 16：00（发病后 2 小时 40 分钟）立即完善头颅多模式 MR 检查，DWI 序列示左侧基底核区、颞叶及脑室旁（超）急性期脑梗死，SWI 序列可见左侧大脑中动脉血栓征（超过 23mm），MRA 可见急性左侧大脑中动脉水平段闭塞（图 3-1）；采用动脉自旋标记（arterial spin labeling，ASL）技术获得的灌注成像显示左侧额叶、颞叶、顶叶及枕叶 CBF 降低，不匹配阳性（图 3-2）。

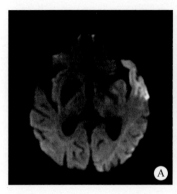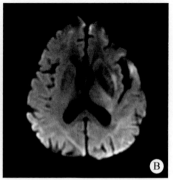

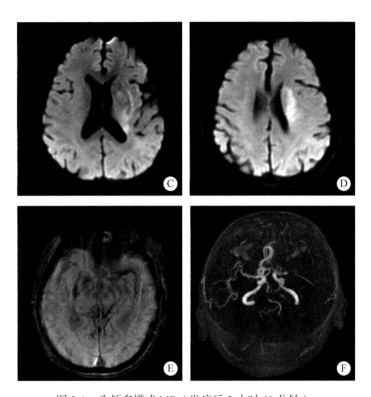

图 3-1 头颅多模式 MR（发病后 2 小时 40 分钟）

A～D. DWI 序列示左侧大脑中动脉主干穿支及下干供血区（超）急性期脑梗死，ASPECT 评分 11 分；
E. SWI 序列示左侧大脑中动脉血栓征；F. MRA 示急性左侧大脑中动脉水平段闭塞

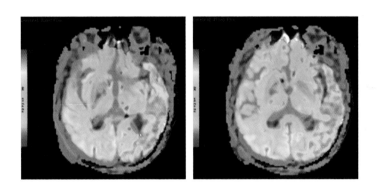

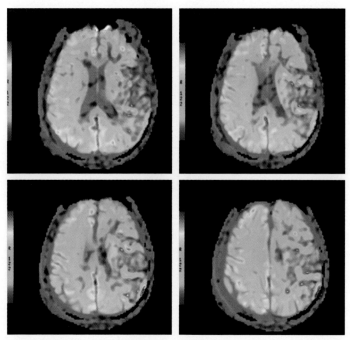

图 3-2　头颅 MR 灌注像（发病后 2 小时 40 分钟）

ASL-CBF 与 DWI 重叠影像后示不匹配阳性

　　考虑患者近期外科手术遂未给予静脉溶栓治疗，后于 16：40 股动脉穿刺成功，术中 DSA 示急性左侧大脑中动脉 M1 起始段闭塞，左侧大脑前动脉及大脑后动脉部分代偿左侧大脑中动脉区域（图 3-3）。立即行左侧大脑中动脉 M1 段机械取栓，并于 M1 主干取出数枚分散的暗红色不凝血栓，即刻复查造影提示大脑中动脉起始段闭塞。考虑左侧大脑中动脉原位狭窄病变可能性大，

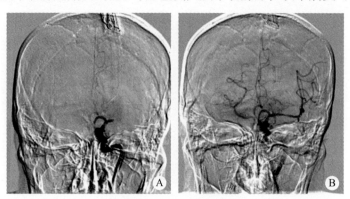

图 3-3　全脑 DSA（术中）

A. 左侧大脑中动脉急性闭塞；B. 术后左侧大脑中动脉完全再通，残余狭窄率 0

之后给予脑血管腔内支架置入术，再次造影提示左侧大脑中动脉完全再通，术后 TICI 分级 3 级，残余狭窄率 0。

术后 1 小时 NIHSS 评分 13 分。术后 3 小时复查头颅 CT，显示左侧鞍旁 - 左侧裂区可见高密度影，考虑术后蛛网膜下腔出血，因此未给予抗栓治疗。患者术后 24 小时意识水平下降呈嗜睡状态，NIHSS 评分 14 分（意识水平 1 分 + 意识水平提问 2 分 + 面瘫 1 分 + 右上肢 3 分 + 右下肢 3 分 + 语言 3 分 + 构音 1 分）。复查头颅 CT 平扫 +CTA，显示左颞、左侧基底核、放射冠梗死，左侧大脑中动脉显影通畅，同时 SAH 较前无明显变化（图 3-4）。后给予阿司匹林 100mg qd、氯比格雷 75mg qd 抗血小板聚集治疗。患者术后第 8 天神志转清，右上肢肌力较前有所恢复；NIHSS 评分 12 分（意识水平提问 2 分 + 面瘫 1 分 + 右上肢 2 分 + 右下肢 3 分 + 语言 3 分 + 构音 1 分）。后患者病情趋于平稳，遂转入康复医院；出院时 NIHSS 评分为 9 分（面瘫 1 分 + 右上肢 2 分 + 右下肢 3 分 + 语言 2 分 + 构音 1 分）。

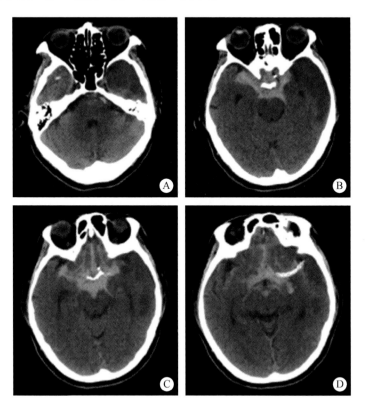

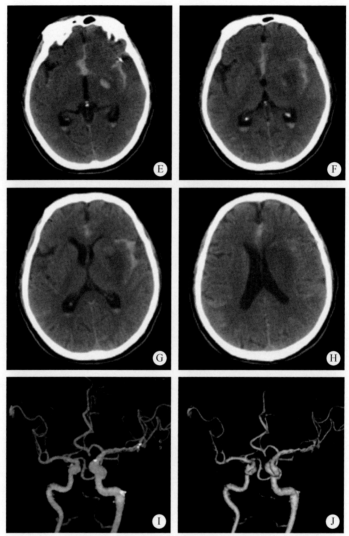

图 3-4　复查头颅 CT 平扫 +CTA（血管再通术后 24 小时）

平扫可见左侧鞍旁 - 左侧裂区高密度影；CTA 示左侧大脑中动脉未见明显狭窄

二、文献回顾及讨论

本例为血管内支架机械取栓治疗的典型病例。2015 年，在《新英格兰医学杂志》上先后发表了 5 项血管内支架机械取栓治疗大血管闭塞所致的急性缺血性卒中的随机对照研究，分别是 MR CLEAN[1]、ESCAPE[2]、EXTEND-IA[3]、SWIFT PRIME[4] 和 REVASCAT[5] 研究，这些研究发现血管内支架取栓技术安全有效，可显著改善急性缺血性卒中患者 3 个月的预后。2015 年 7 月 AHA/ASA 也更新了对血管内治疗的推荐意见。指南推荐，对适于静脉溶栓和血栓切除术的患者，应该采取静脉溶栓桥接血管内血栓切除术。但该患者处于腰椎手术的围手术期，是静脉溶栓的禁忌证，所以虽然在静脉溶栓时间窗内，但仅仅采取了血管内支架机械取栓治疗。之前发表的 HERMES[6] 研究评估了来自 5 项血管内治疗随机对照试验的 1287 名患者。这些患者中，有 108 名无法接受静脉溶栓治疗，因而接受了单纯的机械取栓治疗。该组患者占全部患者数的 17%。研究显示，无论患者是否接受了静脉溶栓，血管内治疗均带来了相同的获益。因此，HERMES 的研究结果支持了无法接受静脉溶栓患者进行机械取栓治疗的疗效。即本例患者的治疗选择是安全有效的，且可使患者获益。但此研究并不是从原始的随机对照试验中得到的结论，因此相对于静脉溶栓桥接动脉取栓来说，在最新的指南中对于单纯动脉取栓治疗仍是较低的证据推荐级别。

早期的 3 项小型回顾性研究发现，急性卒中患者静脉溶栓治疗可显著提高机械取栓的速度和血管再通率（85.7% 比 55%），显著改善 3 个月功能预后（66% 比 42%），减少支架取栓的次数，降低微血管血栓形成的可能性，且术中并发症包括症状性颅内出血无明显增加（7.1% 比 5%）[7-9]。但是，2015 年 3 项关于支架机械取栓术联合静脉溶栓治疗的前瞻性随机研究亚组分析的结论却相反，显示术前桥接静脉溶栓治疗与单纯接受机械取栓治疗组的安全性和功能预后无显著性差异[2, 3, 5]。然而，这些随机试验中单独接受机械取栓治疗的患者数量太少（MR CLEAN n=55，ESCAPE n=45，REVASCAT n=33）且仅包括前循环患者。Abilleira 等[10] 研究发现，在 485 例接受血管内治疗的急性卒中患者中，桥接治疗组与单纯机械取栓组间症状性颅内出血的发生率和达到良好预后的比例未见明显差异（分别是 4.3% 比 6.8% 和 45.8% 比 40.4%），术前静脉溶栓治疗不是 3 个月良好预后的独立预测指标（OR=1.14，95% CI 0.73 ～ 1.77）。Leker 等[11] 也通过研究发现，在 57 例大脑中动脉近端闭塞患者中，接受机械取栓前伴或不伴静脉溶栓治疗的良好预后比例及生存率未见明显差别。Ralph 等[12] 进行了一项单中心前瞻性回顾性分析研究，结果显示桥接治疗与单纯机械取栓治疗患者相比，两组在成功血管再通率、平均取栓次数、包括症状性颅内出血在内的术中并发症及长期功能预后等方面均不存在显著性差异。

对于不能进行静脉溶栓的急性缺血性卒中患者而言，机械取栓不仅可使患者获益，同时也可能是这类患者急性期血管再通的唯一治疗方式[13, 14]。Jonathan 等[15] 对两项大型前瞻性临床试验（SWIFT 和 STAR 研究）进行汇总分析发现，对于颅内大动脉闭塞的急性缺血性卒中患者，桥接治疗不优于单独机械取栓治疗。

对于近端动脉闭塞患者给予静脉溶栓治疗的主要目的是早期血管再通。然而，近期的研究结果表明，与血管内治疗相比，单纯静脉溶栓治疗后的血管再通比例较低。在 ESCAPE 研究中，165 例随机分配至单纯静脉溶栓组的患者中仅有 8 例（4.8%）达到再通（TICI 分级达到 2b 或 3 级）；同样在 MR CLEAN 研究中，216 例单纯静脉溶栓患者 3.7% 获得再通。REVASCAT 和 SWIFT PRIME 研究中也观察到类似的结果。单纯静脉溶栓治疗后是否达到早期再通主要依赖于闭塞血管的部位，相比于 M2 或 M3，ICA 远端闭塞再通可能性较小[16, 17]。

对于急性缺血性卒中患者而言，无法确定患者接受机械取栓术前行静脉溶栓治疗是否会导致更高的出血率或血管并发症，大部分研究结果提示桥接治疗与单纯机械取栓未显示出并发症发生率的差异，这肯定了急性卒中患者桥接治疗的安全性，但亦无研究显示桥接治疗与单纯动脉取栓治疗存在明显的获益差异，目前指南及部分研究者认为在静脉溶栓时间窗内符合动脉取栓指征的患者仍应优先考虑是否可先行静脉溶栓治疗，而非立即启动动脉取栓治疗。对于无条件进行静脉溶栓的患者立即评估动脉取栓治疗是恰当的。同时我们推测对于明确的心源性或其他少见病因引起的急性缺血性卒中，立即动脉取栓治疗可能获益更佳。未来需要更多的临床研究来甄选更适宜行桥接治疗或单纯取栓治疗的患者。

（于丹丹　郑丽娜）

参 考 文 献

[1] Campbell BC, Mitchell PJ, Kleinig TJ, et al.EXTEND-IA Investigators. Endovascular therapy for ischemic stroke with perfusion-imaging selection. N Engl J Med, 2015, 372（11）：1009-1018.

[2] Berkhemer OA, Fransen PS, Beumer D, et al. MR CLEAN Investigators. A randomized trial of intraarterial treatment for acute ischemic stroke. N Engl J Med, 2015, 372（1）：11-20.

[3] Goyal M, Demchuk AM, Menon BK, et al. ESCAPE Trial Investigators. Randomized assessment of rapid endovascular treatment of ischemic stroke. N Engl J Med, 2015, 372（11）：1019-1030.

[4] Saver JL, Goyal M, Bonafe A, et al. SWIFT PRIME Investigators. Stent-retriever thrombectomy after intravenous t-PA vs. t-PA alone in stroke. N Engl J Med, 2015,

372（24）：2285-2295.

［5］ Jovin TG，Chamorro A，Cobo E，et al. REVASCAT Trial Investigators. Thrombectomy within 8 hours after symptom onset in ischemic stroke. N Engl J Med，2015，372（24）：2296-2306.

［6］ Goyal M，Menon BK，van Zwam WH，et al. Endovascular thrombectomy after large-vessel ischaemic stroke：a meta-analysis of individual patient data from five randomised trials. Lancet，2016，387（10029）：1723-1731.

［7］ Pfefferkorn T，Holtmannspötter M，Patzig M，et al. Preceding intravenous thrombolysis facilitates endovascular mechanical recanalization in large intracranial artery occlusion. Int J Stroke，2012，7：14-18.

［8］ Dávalos A，Pereira VM，Chapot R，et al. Retrospective multicenter study of Solitaire FR for revascularization in the treatment of acute ischemic stroke. Stroke，2012，43：2699-2705.

［9］ Guedin P，Larcher A，Decroix JP，et al. Prior Ⅳ thrombolysis facilitates mechanical thrombectomy in acute ischemic stroke. J Stroke Cerebrovasc Dis，2015，24：952-957.

［10］ Abilleira S，Cardona P，Ribó M，et al. Outcomes of a contemporary cohort of 536 consecutive patients with acute ischemic stroke treated with endovascular therapy. Stroke，2014，45：1046-1052.

［11］ Leker RR，Pikis S，Gomori JM，et al. Is bridging necessary? A pilot study of bridging versus primary stentriever-based endovascular reperfusion in large anterior circulation strokes. J Stroke Cerebrovasc Dis，2015，24：1163-1167.

［12］ Ralph W，Hannes N，Jeffrie H，et al. Comparison of outcome and interventional complication rate in patients with acute stroke treated with mechanical thrombectomy with and without bridging thrombolysis. J Neuro Intervent Surg，2017，9：229-233.

［13］ Pereira VM，Gralla J，Davalos A，et al. Prospective，multicenter，single-arm study of mechanical thrombectomy using Solitaire flow restoration in acute ischemic stroke. Stroke，2013，44（10）：2802-2807.

［14］ SaverJL，JahanR，LevyEI，et al. SWIFT Trialists. Solitaire flow restoration device versus the Merci Re-triever in patients with acute ischaemic stroke （SWIFT）：a randomised，parallel-group，non-inferiority trial. Lancet，2012，380（9849）：1241-1249.

［15］ Jonathan M，Coutinho MD，David S，et al. Combined intravenous thrombolysis and thrombectomy vs thrombectomy alone for acute ischemic stroke：a pooled analysis of the SWIFT and STAR studies. JAMA Neurol，2017，74（3）：268-274.

［16］ delZoppo GJ，Poeck K，Pessin MS，et al. Recombinant tissue plasminogen activator in acute thrombotic and embolic stroke. Ann Neurol，1992，32（1）：78-86.

[17] Bhatia R，Hill MD，Shobha N，et al. Low rates of acute recanalization with intravenous recombinant tissue plasminogen activator in ischemic stroke：real-world experience and a call for action. Stroke，2010，41（10）：2254-2258.

4 超时间窗患者能否从影像指导下的血管内治疗中获益

一、病例摘要

患者女性，65岁，主要因"左侧肢体无力10.5小时"，以"脑梗死"来医院急诊就诊。患者10年前和3年前有2次脑梗死病史，均表现为口角歪斜及左侧肢体无力，未遗留明显后遗症，未规律服药；高血压病史10年，收缩压最高160mmHg，未服用降血压药物，未监测血压；无心脏病及糖尿病病史，否认吸烟、饮酒史。

患者就诊当日10：00突发左侧肢体无力，此后逐渐感到症状加重后就诊。约21：00（发病后11小时）到达急诊并完成头颅CT检查，结果显示颅内陈旧性梗死灶，未见明显新发病灶。就诊时NIHSS评分16分（意识水平2分+凝视2分+面瘫2分+左上肢4分+左下肢4分+构音2分）。结合症状表现及既往病史，考虑急性缺血性卒中可能，遂立即进入脑血管病绿色通道。发病后11小时30分钟完成多模式MR检查，显示右侧侧脑室体旁放射冠、基底核区、部分脑岛及颞叶超急性期脑梗死，不匹配阳性；左侧额颞叶皮质下白质及双侧小脑半球软化灶；右侧大脑中动脉水平段后2/3及远端分支管腔闭塞（图4-1）。

经血管神经病学、神经介入、神经重症及神经影像、麻醉等多学科会诊后拟行血管内治疗。发病后12小时手术开始，发病后12小时20分钟股动脉穿刺成功，全脑DSA显示右侧大脑中动脉M1段闭塞，右侧大脑前动脉通过软脑膜动脉向右侧大脑中动脉供血区代偿供血，右侧胚胎型大脑后动脉；考虑大脑中动脉闭塞行Solitaire支架置入取栓术。发病后13小时20分钟血管开通成功，右侧大脑中动脉血流通畅，M1段轻度狭窄，术后残余狭窄率约30%，管壁欠光滑，前向血流TICI分级Ⅱb级（图4-2）。

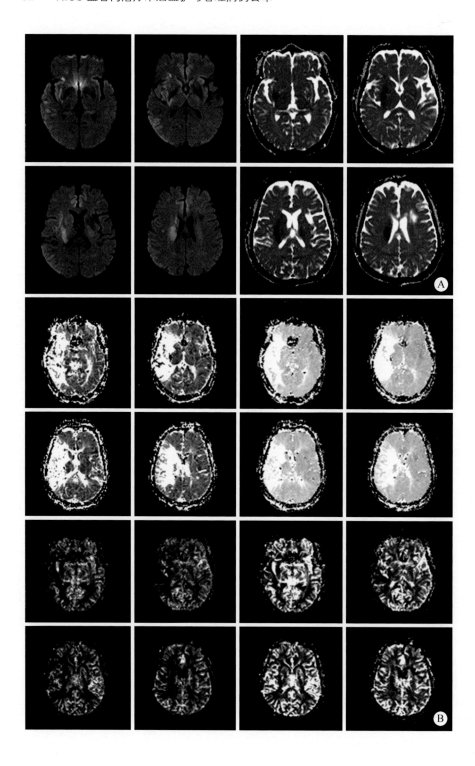

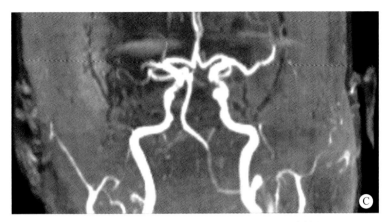

图 4-1 头颅多模式 MR（发病后 11 小时 30 分钟）

A. DWI 序列示右侧侧脑室体旁、基底核区、部分脑岛及颞叶可见斑片状及脑回状高信号，边界模糊，相应部位 ADC 值降低；B. PWI 示右侧 MCA 近全流域 MTT、TTP 延长，CBF、CBV 降低；C. 右侧大脑中动脉水平段后 2/3 及远端分支管腔未显示

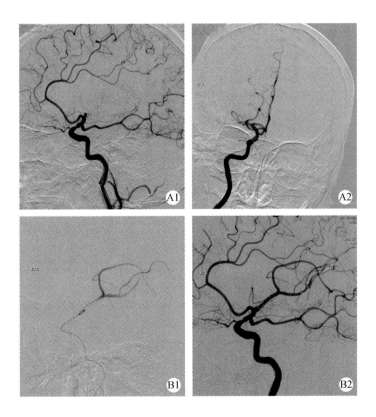

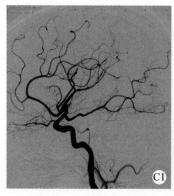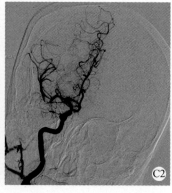

图 4-2　全脑 DSA（术中）

A1、A2. 右侧大脑中动脉 M1 段闭塞，右侧大脑前动脉通过软脑膜动脉向右侧大脑中动脉供血区代偿供血；B1、B2. Solitaire 支架置入取栓术术中；C1、C2. 取栓术后，右侧大脑中动脉血流通畅，M1 段轻度狭窄，术后残余狭窄率约 30%，管壁欠光滑，前向血流 TICI 分级 Ⅱ b 级

患者术后即刻 NIHSS 评分 12 分（意识水平 1 分＋凝视 1 分＋面瘫 2 分＋左上肢 3 分＋左下肢 3 分＋构音 2 分）；术后 24 小时 NIHSS 评分 9 分（凝视 1 分＋面瘫 2 分＋左上肢 2 分＋左下肢 2 分＋构音 2 分）。同时，术后立即给予盐酸替罗非班氯化钠注射液持续泵入、阿托伐他汀钙降脂、兰索拉唑抑酸及补液等治疗。术后 24 小时复查磁共振，显示右侧侧脑室体旁放射冠、基底核区、部分脑岛及颞叶急性期脑梗死；左侧额颞叶皮质下白质及双侧小脑半球软化灶；右侧大脑中动脉管腔粗细不均。开始给予阿司匹林 100mg 和氯吡格雷 75mg 抗栓治疗。而后患者肢体瘫痪逐渐好转，病情趋于稳定，住院治疗 8 天出院，出院时 NIHSS 评分 3 分（面瘫 1 分＋左上肢 1 分＋左下肢 1 分）。

二、文献回顾及讨论

本例患者到笔者所在医院时为发病 10 小时 30 分钟，尽管存在明确的大动脉闭塞，但超过了中国和美国急性缺血性卒中血管内治疗指南[1, 2]中一致建议的 6 小时血管内治疗时间窗。进一步的多模式磁共振检查显示存在责任血管供血区大范围低灌注区，但核心梗死区域不大，不匹配阳性，提示存在可挽救的脑组织缺血半暗带。经血管神经病学、神经介入、神经重症及神经影像、麻醉等多学科综合评估后进行了大脑中动脉闭塞机械取栓术。最终本例患者成功血管再通，并预后良好。

血管内治疗的超时间窗探索是近年来许多研究人员致力于研究的方向，多项卒中血管内治疗试验高效再灌注评价（Highly Effective Reperfusion

Evaluated in Multiple Endovascular Stroke Trials，HERMES）工作组，对 MR CLEAN[3]、ESCAPE[4]、EXTEND-IA[5]、SWIFT PRIME[6]、REVASCAT[7] 五项研究进行了系统性综述和荟萃分析，期望探索在指南之外适合进行血管内治疗的更多患者[8]。分析共纳入 1287 例患者，其中血管内治疗组 634 例，内科治疗对照组 653 例。血管内治疗组出现症状到动脉穿刺平均时间为 238 分钟，发病到再灌注平均时间为 286 分钟。随着发病到动脉穿刺时间延长，血管内治疗组的预后优势逐渐下降，3 小时内的合并比值比（common Odds ratio，cOR）2.79，95% 可信区间（confidence interval，CI）1.96 ~ 3.98，预后良好的绝对风险差异（absolute risk difference，ARD）39.2%；而 6 小时 cOR 为 1.98（95% CI 1.30 ~ 3.00），ARD 为 30.2%；8 小时 cOR 为 1.57（95% CI 0.86 ~ 2.88），ARD 为 15.7%。438 分钟内血管内治疗与药物治疗在 90 天预后上存在统计学差异，血管内治疗能够获益。该研究提供了支持进一步扩大血管内治疗时间窗至 7.3 小时的循证证据。但同时，研究结果仍然支持"时间就是大脑"的观点，每缩短 15 分钟的入院到再灌注时间，每 1000 例血管内治疗的患者就能增加 39 例获益。因此，采用新一代取栓装置的医疗过程中仍然应尽可能缩短治疗时间，挽救更多的脑组织。

影像学评估是筛选获益患者、扩大治疗时间窗的重要依据。与早期的临床试验相比，近期的 RCT 试验皆采用了无创动脉影像（脑或颈部动脉的 CTA 或 MRA）筛选可能获益的患者，这可能是近期 RCT 研究成功的原因之一。Lansberg 等[9] 的研究显示，存在目标不匹配的患者，再灌注能够改善预后，调整的 OR 值为 3.7（95% CI 1.2 ~ 12，$P=0.03$），减少梗死进展（$P=0.02$）。时间没有影响再灌注治疗的获益，成功再灌注的患者中，发病到治疗的时间与预后并无关联（$P=0.2$），存在缺血半暗带的患者血管内治疗的效果不具有时间依赖性，这也提示对于发病超过时间窗的患者，影像学指导的可挽救脑组织可能优于时间窗的限制。2017 年《新英格兰医学杂志》发表了 DAWN 研究的结果，将血管内治疗的时间窗进一步推向 24 小时，为急性缺血性脑血管病患者带来了一个治疗的新"黎明"。该研究的目标患者是发病 6 ~ 24 小时且临床症状严重程度与 MRI 或 CTP 影像学存在不匹配模型。不匹配模型的标准为：A 组，年龄 ≥ 80 岁，NIHSS 评分 ≥ 10 分，梗死体积 < 21ml；B 组，年龄 < 80 岁，NIHSS 评分 ≥ 10 分，梗死体积 < 31ml；C 组，年龄 < 80 岁，NIHSS 评分 ≥ 20 分，梗死体积 31 ~ 51ml。梗死体积的判断基于磁共振 DWI 或者 CT 灌注。中期分析时发现 107 例接受血管内治疗的患者 90 天预后良好的比例为 48.6%，而 99 例对照组患者中 90 天预后良好的比例为 13.1%，$P<0.001$。由于血管内治疗组效果明显优于对照组，研究提前中止。按照发

病 6 ～ 12 小时和 12 ～ 24 小时分层，年龄、卒中严重程度等亚组分析，血管内治疗组仍明显优于对照组。而超时间窗血管内治疗的安全性也与既往 6 小时内行血栓切除术研究的安全性相似，死亡和症状性颅内出血的比例与标准治疗组没有显著差异。该研究表明临床梗死核心不匹配是血管内治疗有效的重要预测因素，且可独立于治疗时间[10, 11]。DEFUSE-3 研究入选发病 6 ～ 16 小时的卒中患者，不匹配模型为：NIHSS 评分≥ 6 分、伴有 ICA 和 / 或 MCA 闭塞且 RAPID 软件定量评估显示最大梗死核心≤ 70 ml，对比血管内治疗与内科治疗的有效性，该研究因中期分析发现血管内治疗组有效，目前也已提前中止。DEFUSE-3 研究纳入分析 182 例患者（血管内血栓切除组 92 例，药物治疗组 90 例），与药物治疗组相比，血管内血栓切除术组患者的 mRS 显著改善（OR 及校正后 OR 值分别为 2.8 和 3.4，NNT=2）；mRS 0 ～ 2 分者的比例更高（45% 比 17%，P<0.0001）。此外，与药物治疗组相比，血管内血栓切除术组患者实现再灌注及再通者的比例均更高（79% 比 18% 和 78% 比 18%，P 均 <0.0001）。与药物治疗组相比，血管内切除术组患者症状性颅内出血发生率并无显著差异（6.5% 比 4.4%，P=0.75），死亡率有降低趋势（14% 比 26%，P=0.05）[11]。

鉴于 DAWN 研究和 DEFUSE-3 研究的阳性结果，在 2018 年的国际卒中大会（International Stroke Conference，ISC）上 AHA/ASA 再次更新了急性缺血性卒中早期管理指南[12]，建议距最后正常时间 6 ～ 16 小时的前循环大血管闭塞患者，如果符合 DAWN 或 DEFUSE-3 研究的其他标准，推荐进行机械取栓（Ⅰ级推荐，A 级证据）。距最后正常时间 6 ～ 24 小时的前循环大血管闭塞患者，如果符合 DAWN 研究的其他标准，进行机械取栓可能是合理的（Ⅱa 级推荐，B-R 级证据）。此次指南的更新，将时间窗延长到 16 小时和 24 小时，进一步扩大了治疗获益人群，提示在有筛选的条件下，应用影像技术指导下的血管内治疗确实能够获益，但是，仍然有需要探索的方向，如时间窗能否进一步扩大，对于不符合这两项试验筛选标准的患者如何进行治疗决策？此外，这两项研究均应用 RAPID 软件来计算这些影像学数据，该软件在我国尚未推广，如何进行患者的筛选？这些问题，期待更多的研究给出答案。

本例属于早期血管内治疗探索期诸多尝试中的一例典型超时间窗取栓病例，在全面综合评估后采取的动脉取栓尝试使患者最终获益，这与新近的研究结论一致。在 DAWN 研究和 DEFUSE-3 研究的阳性结果发布以后，我们进一步认识到对于急性缺血性卒中患者治疗的选择不能过分依赖循证医学，不能一概而论。依托精细科学的发展，个体化的处理能为我们的判断提供更多的信息。越来越多的研究者开始质疑机械取栓甚至静脉溶栓是否存在绝对的治疗时间窗。相信随着影像技术等的进步，我们能够更好地理解相关时间窗的本质与界限。

（谭　颖）

参 考 文 献

[1] Powers WJ, Derdeyn CP, Biller J, et al. 2015 American Heart Association/American Stroke Association focused update of the 2013 guidelines for the early management of patients with acute ischemic stroke regarding endovascular treatment: a guideline for healthcare professionals from the American Heart Association/American Stroke Association. Stroke, 2015, 46（10）: 3020-3035.

[2] 高峰, 徐安定. 急性缺血性卒中血管内治疗中国指南2015. 中国卒中杂志, 2015, （7）: 590-606.

[3] Berkhemer OA, Fransen PS, Beumer D, et al. A randomized trial of intraarterial treatment for acute ischemic stroke. N Engl J Med, 2015, 372（1）: 11-20.

[4] Goyal M, Demchuk AM, Menon BK, et al. Randomized assessment of rapid endovascular treatment of ischemic stroke. N Engl J Med, 2015, 372（11）: 1019-1030.

[5] Campbell BC, Mitchell PJ, Kleinig TJ, et al. Endovascular therapy for ischemic stroke with perfusion-imaging selection. N Engl J Med, 2015, 372（11）: 1009-1018.

[6] Saver JL, Goyal M, Bonafe A, et al. Stent-retriever thrombectomy after intravenous t-PA vs. t-PA alone in stroke. N Engl J Med, 2015, 372: 2285-2295.

[7] Jovin TG, Chamorro A, Cobo E, et al. Thrombectomy within 8 hours after symptom onset in ischemic stroke. N Engl J Med, 2015, 372（24）: 2296-2306.

[8] Saver JL, Goyal M, van der Lugt A, et al. Time to treatment with endovascular thrombectomy and outcomes from ischemic stroke: a meta-analysis. JAMA, 2016, 316（12）: 1279-1288.

[9] Lansberg MG, Cereda CW, Mlynash M, et al. Response to endovascular reperfusion is not time-dependent in patients with salvageable tissue. Neurology, 2015, 85（8）: 708-714.

[10] Nogueira RG, Jadhav AP, Haussen DC, et al. Thrombectomy 6 to 24 hours after stroke with a mismatch between deficit and infarct. N Engl J Med, 2018, 378（1）: 11-21.

[11] Albers GW, Marks MP, Kemp S, et al. Thrombectomy for stroke at 6 to 16 hours with selection by perfusion imaging. N Engl J Med, 2018, 378（8）: 708-718.

［12］Powers WJ，Rabinstein AA，Ackerson T，et al. 2018 guidelines for the early management of patients with acute ischemic stroke：a guideline for healthcare professionals from the American Heart Association/American Stroke Association. Stroke，2018，49（3）：e46-e110.

5 CT 还是 MRI——血管再通术前 影像评估该如何决策

一、病例摘要

病例 1

患者男性，54 岁，主要因"突发左侧肢体无力 4 小时"，以"脑梗死"收入院。患者就诊当日约 16：40（入院前 4 小时）活动时突发左侧肢体无力，伴跌倒在地，不能站立，左上肢不能抬举、持物；同时家人发现其口角歪斜，症状持续未缓解，无言语不清、头晕头痛、恶心呕吐、意识障碍、肢体抽搐。到院 NIHSS 评分 10 分（面瘫 1 分 + 构音 1 分 + 左上肢 4 分 + 左下肢 4 分）。急诊头颅 CT 检查未见明显梗死及颅内出血灶（图 5-1）。

患者既往有高血压病史 10 余年，规律服药。冠心病、房颤病史 6 年，3 年前行冠状动脉支架置入术，规律口服阿司匹林 100mg qd、氯吡格雷 75mg qd。饮酒史 3 年，每日 1 两（50g）白酒。

患者溶栓时间窗内就诊，无明显溶栓禁忌证，发病 4 小时 20 分钟完善急诊检查，行多模式 CT 检查，显示右侧颈内动脉末段闭塞，不匹配阳性（图 5-2）。

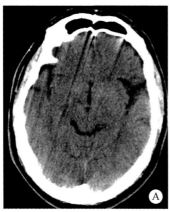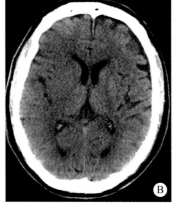

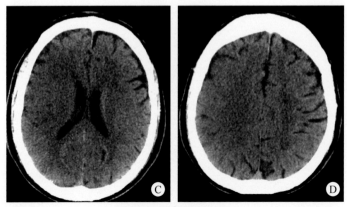

图 5-1 基线头颅 CT

未见明显梗死及颅内出血灶

经讨论决定立即在全麻下行全脑 DSA 及脑动脉内支架取栓术。动脉穿刺时间为发病后 4 小时 45 分钟。DSA 显示右侧颈内动脉眼动脉以远闭塞，左侧颈内动脉起始段中度狭窄，前交通动脉开放，右侧 A1 未显影；右侧椎动脉造影显示，椎动脉和基底动脉显影良好，后交通动脉未向前循环代偿供血（图 5-3）。手术时间持续 2 小时。术中以 6 ～ 30mm Solitaire 支架尝试取栓，经 3 次尝试后，右侧大脑中动脉主干和主要分支显影，右侧大脑前动脉 A1 段显影，但右侧颈内动脉终末段仍未恢复正常管径和血流。前向血流可，但局部血流仍未达到正常。

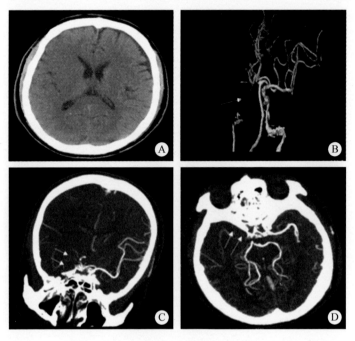

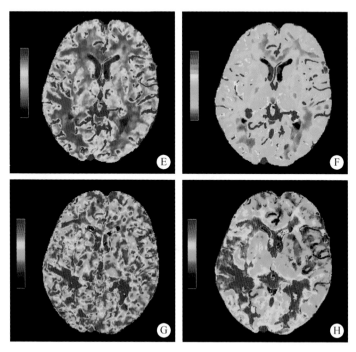

图 5-2 头颅多模式 CT（发病后 4 小时 20 分钟）

A. CT 平扫示脑内散在点状缺血梗死灶及脱髓鞘改变；B ～ D. CTA 示右侧颈内动脉岩骨段远端及大脑中动脉闭塞，C、D. 显示狭窄动脉侧支代偿不良；E ～ H. CTP 显示右侧大脑中动脉供血区异常灌注，CBF（E）及 CBV（F）下降，MTT（G）及 TTP（H）延长，符合脑梗死前期 II -2 期表现

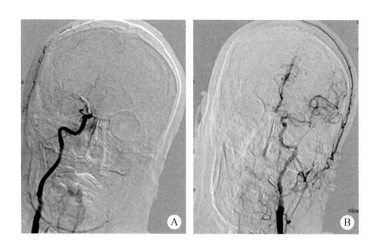

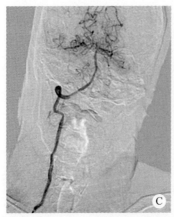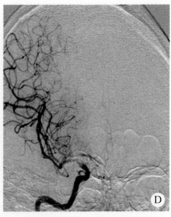

图 5-3　全脑 DSA（术中）

A ～ C. 血管内治疗前造影。图 A 显示后侧颈内动脉颅内段闭塞，右侧大脑中动脉、大脑前动脉均未见显影，部分软脑膜代偿；图 B 显示 LICA 及远端显影好；图 C 示后循环血管显示良好。D. 经 Solitaire 支架取栓术后造影，RMCA 主干及部分分支显影，RA1 段显影

　　患者术后左侧肢体肌力较前恢复，术后 24 小时 NIHSS 评分 9 分（意识水平 1 分 + 面瘫 1 分 + 构音障碍 1 分 + 左上肢 4 分 + 左下肢 2 分）。复查多模式 CT，可见右侧大脑中动脉供血区大面积梗死灶；CTA 可见右侧大脑中动脉水平段起始部管腔重度狭窄（图 5-4）。治疗方面，每日给予阿司匹林 100mg 联合氯吡格雷 75mg 抗栓。患者病情逐渐稳定，10 天后转入康复医院继续治疗，出院时 NIHSS 评分 7 分（构音障碍 1 分 + 凝视 1 分 + 面瘫 1 分 + 左上肢 2 分 + 左下肢 2 分）。

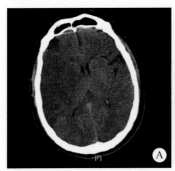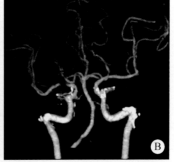

图 5-4　复查头颅多模式 CT（术后 24 小时）

A. CT 平扫显示右侧大脑中动脉供血区大面积梗死灶；B. CTA 示右侧大脑中动脉水平段起始部管腔重度狭窄，其余血管大致正常

病例 2

患者女性，72 岁，主要因"突发意识不清 6 小时"，以"脑梗死"收入院。患者 6 小时前无明显诱因突发头晕，无恶心呕吐、视物旋转及视物成双，伴言语不清、精神差、肢体僵硬及嘴角歪斜，症状持续加重，逐渐出现睡眠增多，呼吸急促。急诊绿色通道行头颅多模式 MR 检查（发病 6 小时 30 分钟），显示中脑及小脑急性梗死灶、基底动脉闭塞（图 5-5）。

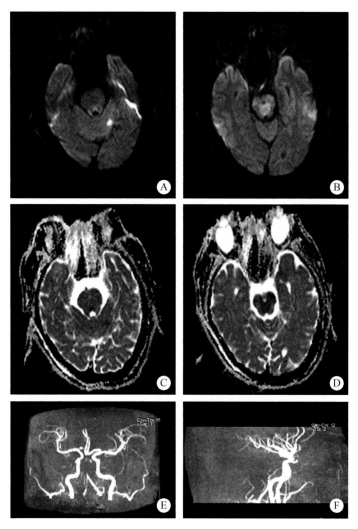

图 5-5 头颅多模式 MR

头颅 MRI 显示小脑和脑干急性期梗死灶，DWI 上高信号（图 A、B），ADC 上低信号（图 C、D）；MRA 显示基底动脉闭塞（图 E、F）

既往史：高血压病史 5 年余，血压最高达 180/120mmHg，规律口服氯沙坦 100mg qd，平素血压控制在 150/90mmHg；糖尿病病史 30 年，规律应用诺和灵 30R（胰岛素注射液）12 IU bid；陈旧性脑梗死病史 10 年，间断口服阿司匹林；冠心病病史 10 余年。

查体：房颤，心率 102 次 / 分，呼吸 14 次 / 分，血压 141/104mmHg。心律绝对不齐，第一心音强弱不等，心率＞脉率，颈部血管未闻及杂音，其余内科查体未见明显异常。中度昏迷，查体不合作。双侧瞳孔等大等圆，直径 1.5mm，直接及间接对光反射迟钝，双上肢疼痛刺激可见关节活动，双下肢疼痛刺激可见屈曲动作，但不能完全抬离床面，四肢腱反射正常，双侧巴氏征（+），其余查体不合作。

经过讨论后，考虑患者为基底动脉急性闭塞（心源性栓塞可能性大），进展性卒中，于发病 6 小时 50 分钟，行全脑血管造影＋经皮穿刺脑血管机械取栓术。沿微导管送进 Solitaire AB 4×20mm 至基底动脉远端，释放支架可见远端血管显影，静待 5 分钟后，局部回收支架至微导管内，一并撤出支架及微导管，可见支架内附 0.8cm 血栓。造影见基底动脉血流通畅，局部管壁欠光滑，双侧大脑后动脉显影良好（图 5-6）。术后即刻行头颅 CT 检查未见脑出血，

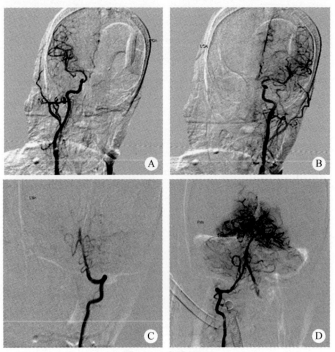

图 5-6　全脑 DSA

A ～ C. 血管内治疗前造影，患者双侧颈内动脉及远端显影正常（A、B），基底动脉闭塞（C）；
D. 经 Solitaire 支架取栓术后，椎基底动脉系统血流通畅

手术结束后带气管插管收入病房。患者收入 NICU 后继续机械通气，24 小时未进行多模式影像复查。此后患者病情逐渐稳定，15 天后转入康复医院继续治疗，3 个月随访 mRS 评分 4 分。

二、文献综述及讨论

本文针对两例急性期缺血性脑卒中患者，分别采用多模式 CT（包括 CT 平扫 +CTA+CTP）和多模式 MR（包括 MRI+MRA+MRP）进行血管内治疗术前影像筛选。血管内治疗术后患者责任血管成功再通，症状未继续加重。目前，随着神经影像技术的飞速发展，影像学评估已成为血管内治疗术前筛选的有效手段。2018 年 AHA/ASA 急性期卒中管理指南指出[1]，充分影像评估存在影像不匹配或临床 - 影像不匹配时可将急性血管内治疗时间窗扩展到 24 小时。本文通过回顾近年来大型血管内治疗临床研究，系统综述神经影像技术在血管内治疗术前筛选的应用价值。

传统意义上，应根据卒中发病时间筛选接受血管再通治疗的患者。但是，急性缺血性脑卒中病因多样，患者病理生理状态个体差异较大，单纯根据时间判断适合接受溶栓或血管内治疗患者的时间窗可能是不合适的。神经影像技术的发展，使得筛选适合接受血管再通治疗患者逐渐个体化。神经影像技术在急性缺血性卒中临床试验中的作用可分为两部分：首先，颅内结构影像可发现溶栓的禁忌证，包括颅内出血、非卒中性病灶及大面积脑梗死等；其次，多模式影像检查有助于筛选适合进行静脉溶栓或血管内治疗的患者。公认的最佳的血管再通治疗人群为经多模式影像技术判断具有缺血半暗带或存在可挽救脑组织的患者。磁共振成像中 PWI 与 DWI 之间的不匹配有助于判定缺血半暗带，此外，多模式 CT 检查中 CT 灌注参数也可提供相似的治疗指导意见。

"缺血半暗带"的概念首先是由英国科学家 Astrup 等[2]于 1981 年提出。他们将急性缺血脑组织分成三个区域：核心坏死区，环绕核心坏死区周边的缺血坏死危险组织（即经典半暗带），以及外周低灌注区。对急性缺血性卒中而言，缺血半暗带是临床治疗的靶点，这部分濒临死亡的脑组织若得到及时救治，恢复脑组织血流灌注，即可恢复正常；如果较长时间得不到血流灌注就会发生坏死，导致脑梗死。因此，只有在一定时间内进行血管再通治疗才能挽救这部分组织，即"治疗时间窗"。此后数年也发展出了关于"缺血半暗带"的多种定义。这些定义的内容大致是统一的，但在评估手段上有一些差异。国际上最新采用的定义是 Donnan 等[3]在 2007 年提出的：①脑组织内出现的低灌注区域，该组织出现生理改变，伴或不伴生化改变，出现细胞衰竭但未完全死亡；②该组织与梗死核心区在同一流域范围；③该组织可被挽救，也可能进展为梗死区；④挽救该部分脑组织可出现良好的神经功能预后。上述两例患者，采用多模式 CT 检查或多模式 MR 检查，对可挽救脑组织进行评估。

到目前为止，唯一被证实有效的急性期缺血性脑血管病内科治疗方案是静脉注射 rt-PA 溶栓治疗[4, 5]。该治疗方法是为了尽快达到责任血管再通，远端可挽救的脑组织血流再灌注恢复。但该治疗方案并不适用于所有急性期缺血性脑血管病患者，其主要原因为"时间窗"限制在发病 4.5 小时以内（即看起来正常的时间到能够接受治疗的时间不能超过 4.5 小时）。

随着神经影像技术的不断发展，4.5 小时的"时间窗"可能不足以代表所有适合血管再通治疗的患者[6, 7]。近年来，血管内治疗已成为急性缺血性脑卒中患者急性期治疗的重要手段之一。筛选适于接受血管内治疗的患者是首先要解决的问题。不同的神经影像方法用于评估缺血半暗带各自有其优势和劣势（表 5-1）。

表 5-1　不同神经影像技术用于评估缺血半暗带的优缺点

技术	缺血半暗带评估	优点	缺点
$C^{15}O_2/^{15}O_2$ PET	氧摄取分数	脑组织生理改变的直接评估手段	分辨率低，技术难度高，临床普及率低
$^{11}C\text{-}F/C^{15}O_2$ PET	完整神经元与脑血流不匹配区	神经元指标	仅显示灰质，技术难度大
CT 灌注	梗死核心区（CBV）与灌注之间不匹配区	简单易得	临床界值不确定
MR DWI/PWI	不匹配区	技术简单易得	临床界值不确定
^{18}F- 米索硝唑 PET	^{18}F - 米索硝唑摄取	技术简单	不能评估灌注影像

$C^{15}O_2/^{15}O_2$ PET 检查被认为是评估缺血半暗带的金标准，但是该检查方法费用高昂，临床上普及率低，不适用于临床常规评估[8]。其他 PET 技术，如脑血流 /$^{11}C\text{-}F$ 不匹配区和 ^{18}F- 米索硝唑 PET 也可评估缺血半暗带，但因临床使用不便，多只用于某些小样本的临床研究[9-11]。

其他神经影像检查在临床中常见，但也有相应的优缺点。磁共振检查中 DWI/PWI 的不匹配区常用于衡量缺血半暗带，但是目前该检查的评估界值尚未确定[6, 12]。同时，大约有 10% 的患者具有磁共振检查的禁忌证[13]。磁共振扫描大约需要 20 分钟，扫描期间患者的临床症状可能发生巨大的变化，特别是对超急性期缺血性脑血管病的患者。多模式 CT 扫描较磁共振扫描具有更加方便且容易获得的优点。目前大部分医院可实现 24 小时内进行 CT 检查。

CTP 影像获得时间较短，扫描约 5 分钟。CTP 检查临床上最关注的不良反应是碘造影剂过敏反应及肾功能损害，但发生率较低，约 2.8% 的患者出现肌酐的一过性升高[14]。

2011 年进行了一项采用自动化 MRI 后处理软件技术评估卒中患者再灌注与良好神经功能预后之间关系的研究[15]，该研究共入组 174 例患者，所有患者基于 DWI 影像判断梗死核心区及 PWI 判断低灌注区。分为以下几组：①恶性脑梗死组，DWI 显示梗死核心区或 PWI 显示 T_{max}>8 秒的体积>100ml；②存在不匹配区组，PWI 显示 T_{max}>6 秒的体积 /DWI 显示梗死体积>1.2，且 PWI 显示 T_{max}>6 秒的体积及 DWI 显示梗死体积均 >10ml；③小梗死组，PWI 显示 T_{max}>6 秒的体积及 DWI 显示梗死体积均< 10ml；④其他组。结果显示，存在不匹配组的患者，再灌注恢复与良好神经功能直接相关（OR=5.6，95% CI 2.1 ～ 15.3），且梗死后体积明显缩小 [（10±23）ml 比（40±44）ml]，不存在不匹配区的患者、恶性梗死及小梗死的患者中不存在这些相关性。

越来越多的研究表明，血管内治疗前侧支循环代偿状态与患者治疗后血管再通及神经功能预后直接相关。一项来源于 24 项研究、包含 2239 例患者的系统综述研究[16]，对所有接受血管内治疗的患者进行了侧支循环评估，结果发现与术前侧支代偿差的患者相比，术前侧支状态良好的患者出现成功再灌注的比例更高（RR=1.28，95%CI 1.17 ～ 1.40，P<0.001），血管再通比例更高（RR=1.23，95% CI 1.06 ～ 1.42，P= 0.006）。因此，对欲接受血管内治疗的患者，神经影像检查的结果，除了需评估患者治疗的适应证，排除禁忌证外，还需对侧支循环的建立进行评估。

目前对侧支循环仍无公认的影像学评估方法，通常认为可分为直接评估方法和间接评估方法[17]。直接评估方法指通过对侧支血管的建立进行评估，可使用的评估方法包括 DSA、MRA、CTA、TCD 等[18, 19]。优点是可直接观察到已形成的侧支循环，缺点是只能观察到二级侧支代偿的血管，不能观察到直径在 2mm 以下的血管代偿。间接评估方法指通过观察责任血管供血区域内的脑血流灌注情况，从而评估侧支循环代偿。常用的方法包括 CT 灌注、磁共振灌注成像、磁共振 ASL 成像[20]、氙 CT 成像等。我们中心的研究结果也表明[21]，结合血管成像和灌注成像的多模式神经影像技术可更好地反映侧支血管代偿。为临床筛选适合血管内治疗的患者提供进一步的评估方法。

2013 年初在《新英格兰医学杂志》上发表的 3 项关于血管内治疗的大型多中心前瞻性随机对照研究结果，均未能显示血管内治疗与静脉溶栓相比具有优越性[22-24]。分析其原因，入组患者出现症状发生到治疗的较长时间的延误，未能使用恰当的影像学方法筛选可能获益的人群。此外，采用老一代取栓装置的血管再通率较预期低也是一个可能的原因。立足这些可改进的因素，2015 年在《新英格兰医学杂志》上发表的 5 项关于血管内治疗的随机对照研究均获得阳性结果[25-29]，显示对合适的患者早期给予血管内治疗优于既往传统的标准内科治疗。与既往的研究方法不同，这几项研究入组患者筛选除了基于发病时间、严重程度外，无一例外地采用多模式影像技术对入组患者进行评估。

来自加拿大的一项前瞻性、随机对照研究 ESCAPE[28]，纳入了 316 例大动脉闭塞急性缺血性卒中患者。筛选患者符合发病 12 小时内，NIHSS 评分 >5 分，经 CTA 检查为颈动脉 T 形或大脑中动脉（大脑中动脉 M1 或大的 M2 节段）闭塞，多模式 CTA 显示良好的侧支代偿，ASPECTS >5 分。结果提示 90 天 mRS 评分显示血管内治疗组显著获益，OR 值为 2.6（95% CI 1.7 ~ 3.8，$P<0.001$）。

MR CLEAN 试验[29] 入组的 500 例急性缺血性卒中，发病 6 小时内经 CTA 检查证实的前循环大血管闭塞，NIHSS 评分 ≥ 2 分的患者，随机分为标准内科治疗组或血管内治疗组，结果显示 24 小时再通率在血管内治疗组较高（80% 比 32%，OR=6.9，95%CI 4.3 ~ 10.9）。

SWIFT PRIME 研究[26] 比较了静脉注射 rt-PA 溶栓与联合血管内治疗（均使用 Solitaire™ FR 支架）的有效性。入组 mRS 评分 ≤ 1 分、NIHSS 评分为 8 ~ 29 分（平均 17 分）的急性缺血性卒中患者，在症状发生 6 小时内能够使用机械取栓装置治疗，以及在 4.5 小时内能进行静脉注射 rt-PA 溶栓。在入组 196 例患者后，中期结果分析提示血管内治疗明显获益而提前终止试验。所有 4.5 小时内的患者需要接受静脉溶栓，经 CTA 或 MRA 显示颈内动脉颅内段闭塞或大脑中动脉的 M1 段闭塞且不伴有颅外动脉闭塞，ASPECTS>6 分，且 CT 低密度或 MRI 高密度信号 <1/3 的大脑中动脉供血区域，并且在 6 小时内能接受血管内治疗。该研究结果显示，使用 Solitaire™ FR 支架取栓装置取栓后 90 天的 mRS 评分变化 OR 值差异显著（$P<0.001$），取栓组患者 90 天 mRS 0 ~ 2 分的比例为 60.2%，对照组为 35.5%［$P<0.001$，需治疗人数（number needed to treat，NNT）=4］，有降低死亡率的倾向。所有亚组患者均有相似的获益。

EXTEND-IA 研究[27] 随机入组 100 例症状出现 4.5 小时内的前循环缺血性卒中患者，随机分为单纯静脉注射 rt-PA 溶栓治疗组或静脉注射 rt-PA 溶栓联合 Solitaire™ FR 支架取栓组。随机入组前，所有 <4.5 小时患者需要静脉溶栓，CTA 或 MRA 证实颈内动脉、大脑中动脉的 M1 或 M2 段闭塞，MRI 或 CT 灌注显示明显的不匹配及有限的梗死核心（使用 RAPID 软件），并且在 6 小时

内给予血管内治疗。该研究在入组 70 例患者时由于血管内治疗组带来的明确获益而提前终止。结果显示，使用 Solitaire™ FR 支架取栓后 24 小时的缺血组织早期再灌注为 100%，对照组为 37%（*P*<0.001）；3 天的早期神经功能改善为 80%，对照组为 37%（*P*=0.002）。取栓患者 90 天 mRS 0 ～ 2 分为 71%，对照组为 40%（*P*<0.01，NNT=3），有降低死亡率的倾向。

发病 6 小时内伴颈内动脉颅内段或大脑中动脉 M1 段闭塞的急性缺血性卒中患者行急性期血管内治疗是已经被证实有效的。2018 年最新发表的两项大型研究[30, 31]，通过适当的筛选方法，可将符合纳入排除表的患者急性期血管内治疗时间窗扩展至 16 ～ 24 小时。

DAWN 研究[30] 筛选发病时间在 6 ～ 24 小时内、伴颈内动脉颅内段或大脑中动脉 M1 段闭塞的患者，所有入组患者存在临床症状的严重程度与梗死大小不匹配的特点。入组患者依据临床症状和影像表现分为四类：A 组，年龄 ≥ 80 岁，NIHSS 评分 ≥ 10 分，梗死体积 < 21ml；B 组，年龄 < 80 岁，NIHSS 评分 ≥ 10 分，梗死体积 < 31ml；C 组，年龄 < 80 岁，NIHSS 评分 ≥ 20 分，梗死体积 31 ～ 51ml。梗死体积的判断基于磁共振 DWI 或者 CT 灌注，采用 RAPID 软件进行自动计算。研究最终纳入 206 例患者，随机分配到机械取栓联合标准内科治疗组和单纯标准内科治疗组，研究结果显示机械取栓组 90 天神经功能独立的比例高于单纯内科治疗组。该研究所有次要终点事件均显示，机械取栓组优于单纯内科治疗组。

DEFUSE 3 研究[31] 入组发病时间在 6 ～ 16 小时伴颈内动脉颅内段或大脑中动脉 M1 段闭塞的患者，入组患者影像学符合梗死体积 ≤ 70ml，且低灌注体积 / 梗死核心区体积 >1.8。结果显示，与单纯标准内科治疗组相比，机械取栓联合内科治疗组 90 天良好功能预后更佳（OR=2.77，*P* < 0.001）。

血管内治疗目前已成为大动脉闭塞性急性缺血性卒中的主要治疗方式之一。神经影像技术的发展，也打破常规传统意义的单纯根据"时间窗"筛选患者的标准，个体化筛选适于接受血管再通治疗的患者已成为现实。结合颅内结构影像、血管影像及血流灌注的多模式影像技术，可评估患者缺血半暗带大小、责任动脉的位置及侧支循环代偿程度，实现了一站式筛选适合接受血管再通治疗的患者。但是，还存在一些尚未解决的难题，如缺血半暗带的评估界值、侧支循环准确评估的影像技术，还需要进一步的临床研究进行验证。

（刘　欣）

参 考 文 献

［1］Powers WJ，Rabinstein AA，Ackerson T，et al. 2018 guidelines for the early management of patients with acute ischemic stroke: a guideline for healthcare professionals from the American Heart Association/American Stroke Association. Stroke，2018，49：e46-e110.

［2］Astrup J，Siesjo BK，Symon L. Thresholds in cerebral ischemia—the ischemic penumbra. Stroke，1981，12：723-725.

［3］Donnan GA，Baron JC，Davis SM，et al. The Ischaemic Penumbra. New York: Informa Healthcare，2007：7-20.

［4］National Institute of Neurological D，Stroke rt PASSG. Tissue plasminogen activator for acute ischemic stroke. N Engl J Med，1995，333：1581-1587.

［5］Lees KR，Bluhmki E，von Kummer R，et al. Time to treatment with intravenous alteplase and outcome in stroke: an updated pooled analysis of ECASS，ATLANTIS，NINDS，and EPITHET trials. Lancet，2010，375：1695-1703.

［6］Darby DG，Barber PA，Gerraty RP，et al. Pathophysiological topography of acute ischemia by combined diffusion-weighted and perfusion MRI. Stroke，1999，30：2043-2052.

［7］Ma H，Wright P，Allport L，et al. Salvage of the PWI/DWI mismatch up to 48 h from stroke onset leads to favorable clinical outcome. Int J Stroke，2015，10：565-570.

［8］Heiss WD，Kracht LW，Thiel A，et al. Penumbral probability thresholds of cortical flumazenil binding and blood flow predicting tissue outcome in patients with cerebral ischaemia. Brain，2001，124：20-29.

［9］Read SJ，Hirano T，Abbott DF，et al. The fate of hypoxic tissue on ^{18}F-fluoromisonidazole positron emission tomography after ischemic stroke. Ann Neurol，2000，48：228-235.

［10］Spratt NJ，Donnan GA，Howells DW. Characterisation of the timing of binding of the hypoxia tracer FMISO after stroke. Brain Res，2009，1288：135-142.

［11］Read SJ，Hirano T，Abbott DF，et al. Identifying hypoxic tissue after acute ischemic stroke using PET and ^{18}F-fluoromisonidazole. Neurology，1998，51：1617-1621.

［12］Prosser J，Butcher K，Allport L，et al. Clinical-diffusion mismatch predicts the putative penumbra with high specificity. Stroke，2005，36：1700-1704.

［13］Donnan GA，Davis SM. Neuroimaging，the ischaemic penumbra，and selection of patients for acute stroke therapy. Lancet Neurol，2002，1：417-425.

［14］Campbell BC，Weir L，Desmond PM，et al. CT perfusion improves diagnostic accuracy and confidence in acute ischaemic stroke. J Neurol Neurosurg Psychiatry，2013，84：613-618.

［15］Lansberg MG，Lee J，Christensen S，et al. RAPID automated patient selection for reperfusion therapy： a pooled analysis of the Echoplanar Imaging Thrombolytic Evaluation Trial（EPITHET）and the Diffusion and Perfusion Imaging Evaluation for Understanding Stroke Evolution（DEFUSE）Study. Stroke，2011，42：1608-1614.

［16］Leng X，Fang H，Leung TW，et al. Impact of collateral status on successful revascularization in endovascular treatment： a systematic review and meta-analysis. Cerebrovasc Dis，2016，41：27-34.

［17］Liebeskind DS. Collateral circulation. Stroke，2003，34：2279-2284.

［18］Menon BK，O'Brien B，Bivard A，et al. Assessment of leptomeningeal collaterals using dynamic CT angiography in patients with acute ischemic stroke. J Cereb Blood Flow Metab，2013，33：365-371.

［19］McVerry F，Liebeskind DS，Muir KW. Systematic review of methods for assessing leptomeningeal collateral flow. American Journal of Neuroradiology，2011，33：576-582.

［20］Zaharchuk G. Arterial spin-labeled perfusion imaging in acute ischemic stroke. Stroke，2014，45：1202-1207.

［21］Liu X，Pu Y，Pan Y，et al. Multi-mode CT in the evaluation of leptomeningeal collateral flow and the related factors： comparing with digital subtraction angiography. Neurol Res，2016，38：504-509.

［22］Broderick JP，Palesch YY，Demchuk AM，et al. Endovascular therapy after intravenous t-PA versus t-PA alone for stroke. N Engl J Med，2013，368：893-903.

［23］Ciccone A，Valvassori L，Nichelatti M，et al. Endovascular treatment for acute ischemic stroke. N Engl J Med，2013，368：904-913.

［24］Kidwell CS，Jahan R，Gornbein J，et al. A trial of imaging selection and endovascular treatment for ischemic stroke. N Engl J Med，2013，368：914-923.

［25］Jovin TG，Chamorro A，Cobo E，et al. Thrombectomy within 8 hours after symptom onset in ischemic stroke. N Engl J Med，2015，372：2296-2306.

［26］Saver JL，Goyal M，Bonafe A，et al. Stent-retriever thrombectomy after intravenous t-PA vs. t-PA alone in stroke. N Engl J Med，2015，372：2285-2295.

［27］Campbell BC，Mitchell PJ，Kleinig TJ，et al. Endovascular therapy for ischemic stroke with perfusion-imaging selection. N Engl J Med，2015，372：1009-1018.

［28］Goyal M，Demchuk AM，Menon BK et al. Randomized assessment of rapid endovascular treatment of ischemic stroke. N Engl J Med，2015，372：1019-1030.

［29］Berkhemer OA，Fransen PS，Beumer D，et al. A randomized trial of intraarterial treatment for acute ischemic stroke. N Engl J Med, 2015, 372: 11-20.

[30] Nogueira RG, Jadhav AP, Haussen DC, et al. Thrombectomy 6 to 24 hours after Stroke with a mismatch between deficit and infarct. N Engl J Med, 2018, 378: 11-21.

[31] Albers GW, Marks MP, Kemp S, et al. Thrombectomy for stroke at 6 to 16 hours with selection by perfusion imaging. NEngl J Med, 2018, 378: 708-718.

6 良好的侧支循环，血管再通后效果更佳

一、病例摘要

病例 1

患者男性，63 岁，主要因"右侧肢体无力 7 小时"，以"脑梗死"收入院。患者就诊前一日约 20：00 无明显诱因突发右侧肢体无力，休息后症状未明显缓解，后于次日 03：00（发病后 7 小时）就诊于急诊；就诊时 NIHSS 评分 17 分（意识水平 1 分＋意识指令 2 分＋面纹 1 分＋右上肢 4 分＋右下肢 4 分＋失语 3 分＋感觉 2 分）。患者既往高血压史半年，服用氯沙坦钾 1 片 / 日，血压未规律监测。抽烟、饮酒 40 余年。

患者经急诊完善头颅 CT 检查（发病后 7 小时 10 分钟）后考虑急性脑梗死，遂立即完善头颅多模式 MR 检查（发病后 7 小时 30 分钟），DWI 序列示左侧颞叶、顶叶、脑岛、外囊、左侧基底核区、左侧侧脑室体旁片状高信号；PWI 序列示病灶区域 CBF 降低，多个层面发现 ASL 侧支；MRA 示左侧颈内动脉颅内段、左侧大脑中动脉闭塞（图 6-1）。

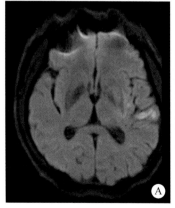
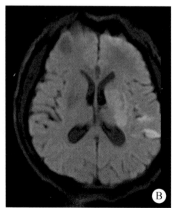

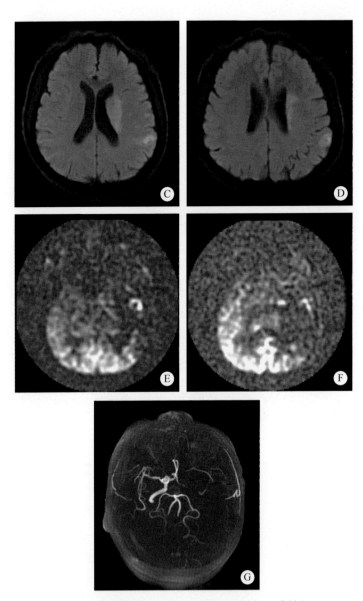

图 6-1　头颅多模式 MR（发病后 7 小时 30 分钟）

A ～ D. DWI 示左侧颞叶、顶叶、脑岛、外囊、左侧基底核区、左侧侧脑室体旁可见片状高信号；E、F. PWI 示左侧大脑中动脉流域低灌注区；G. MRA 示左侧颈内动脉颅内段、左侧大脑中动脉闭塞

经讨论拟行血管内治疗，发病后 7 小时 58 分钟股动脉穿刺成功。全脑 DSA 示左侧颈内动脉闭塞（图 6-2）；右侧颈内动脉、右侧大脑中动脉、大脑前动脉未见明显狭窄，前交通动脉开放，代偿左侧大脑前动脉供血区域；右侧椎动脉造影示右侧大脑后动脉通过软脑膜支向左侧大脑中动脉供血区域代偿供血（图 6-3）。患者具备介入治疗指征，行左侧颈内动脉 C1 段支架置入术 + 左侧大脑中动脉 M2 段机械取栓术，术后 TICI 分级 2b 级（图 6-4），术后 2 小时 NIHSS 评分 17 分；术后第 1 天 NIHSS 评分 15 分，术后查 CTA 示左侧大脑中动脉显影良好；CTP 示扫描范围内左侧额顶颞枕叶及基底核区局部 MTT、TTP 延长，rCBF 减低，脑室旁 rCBV 降低（图 6-5）。

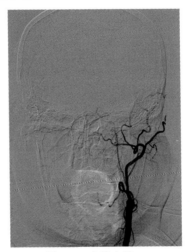

图 6-2　术前全脑 DSA
显示左侧颈内动脉闭塞

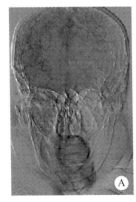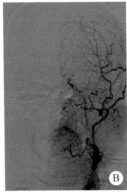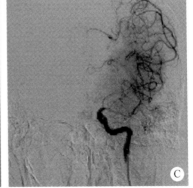

图 6-3　全脑 DSA 脑侧支循环评估
A. 右侧颈内动脉→前交通动脉→软脑膜动脉，代偿左侧大脑中动脉部分血流；B、C. 左侧颈外动脉→颞浅动脉及其分支→左侧大脑前动脉

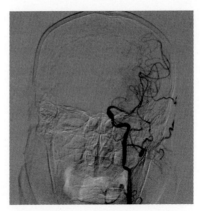

图 6-4 全脑 DSA
术后左侧颈内动脉及大脑中动脉成功开通

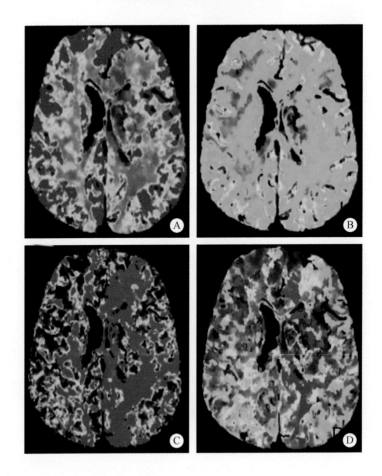

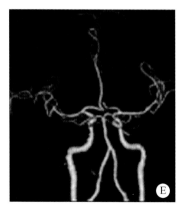

图 6-5 头颅多模式 CT（血管再通术后 24 小时）

A～D.CTP（依次是 CBF、CBV、MTT、TTP）示扫描范围内左侧额顶颞枕叶及基底核区局部 MTT、
TTP 延长，rCBF 减低，脑室旁 rCBV 降低；E.CTA 示左侧颈内动脉及左侧大脑中动脉显影良好

患者术后第 2 天，呈嗜睡状态，NIHSS 评分 13 分；术后第 3 天，意识清醒，NIHSS 评分 12 分；术后第 10 天，意识清醒，病情好转。术后 2 周出院，出院查体示神志清，不全运动性失语，右侧中枢性面、舌瘫，左侧肢体肌力 5 级，右侧上肢肌力 3 级，右侧下肢肌力 4 级，NIHSS 评分 6 分（面纹 1 分 + 右上肢 2 分 + 右下肢 1 分 + 失语 1 分 + 感觉 1 分）。3 个月后随访 mRS 评分 1 分。

病例 2

患者男性，63 岁，主要因"左侧肢体乏力、言语含糊 10 小时"，以"脑梗死"收入院。患者就诊前一日约 23：00 就寝，睡前无明显不适；就诊当日约 02：30 起夜如厕时发现左侧肢体乏力，伴有言语含糊，遂于 05：00（醒后卒中，发病后 6 小时）就诊于急诊。就诊时 NIHSS 评分 11 分（意识水平 1 分 + 凝视 1 分 + 面纹 1 分 + 左上肢 3 分 + 左下肢 3 分 + 感觉 1 分 + 构音 1 分）。患者既往体健，吸烟、饮酒 40 年。

患者经评估后进入急诊脑血管病绿色通道，发病后 6 小时 46 分钟完善头颅多模式 MR 检查，DWI 序列可见右侧额顶叶皮质及皮质下、脑岛、半卵圆中心、放射冠、基底核多发高信号；MRA 示右侧颈内动脉、大脑中动脉闭塞可能，右侧大脑前动脉显影较淡，左侧颈内动脉岩段、破裂孔段及海绵窦段管腔粗细不均，局部狭窄（图 6-6）。

经多学科医师评估与讨论后考虑行血管内治疗，遂于发病后 7 小时 5 分钟成功穿刺股动脉。全脑 DSA 示右侧颈内动脉及右侧大脑中动脉闭塞，考虑为责任血管（图 6-7 和图 6-8）。患者具备介入治疗指征，行右侧颈内动脉 C1 段支架置入术 + 右侧大脑中动脉 M1 段机械取栓术，术后 TICI 分级 2a 级（图 6-9）。

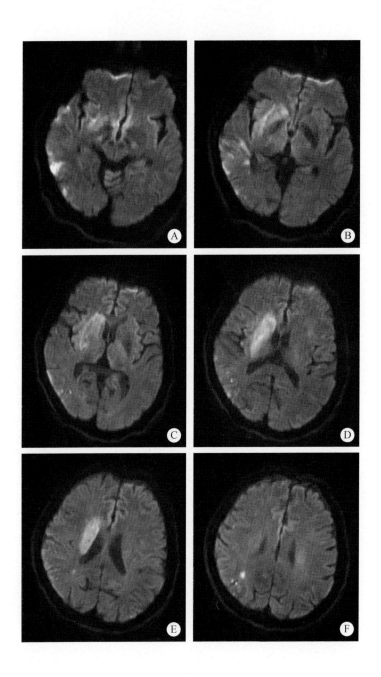

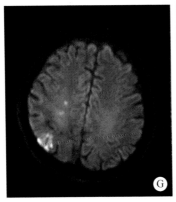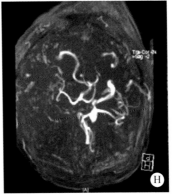

图 6-6　头颅多模式 MR

A～G.DWI 序列示右侧额顶叶皮质及皮质下、脑岛、半卵圆中心、放射冠、基底核超急性期 / 急性期
脑梗死；H. MRA 示右侧颈内动脉、大脑中动脉闭塞可能

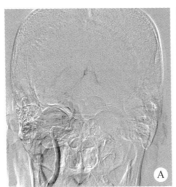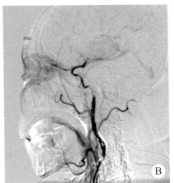

图 6-7　全脑 DSA

显示右侧颈内动脉末端闭塞

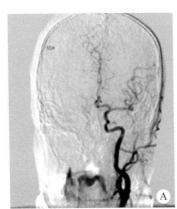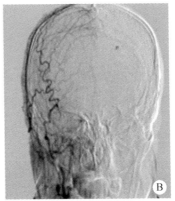

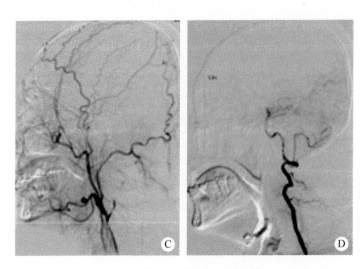

图 6-8　全脑 DSA 脑侧支循环评估

A. 前交通动脉开放、右侧大脑前动脉向右侧大脑中动脉代偿不佳；B、C. 右侧颈外动脉（正、侧位）
代偿不佳；D. 椎动脉造影，右侧后交通动脉未开放，右侧大脑后动脉软脑膜血管无代偿

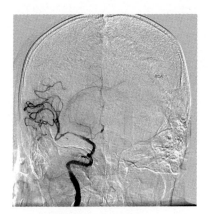

图 6-9　全脑 DSA

显示术后右侧颈内动脉及大脑中动脉成功开通

　　术后 2 小时 NIHSS 评分 14 分。术后第 1 天，浅昏迷状态，NIHSS 评分 17 分，复查 CTP 示右侧额颞枕叶、放射冠及基底核区异常灌注，CBF 及 CBV 下降，MTT 及 TTP 延长。CTA 示右侧颈内动脉及大脑中动脉血流通畅（图 6-10）。术后第 2 天，昏睡状态，NIHSS 评分 15 分。术后第 3 天，昏睡状态，NIHSS 评分 14 分。术后第 10 天，昏睡状态，病情无明显变化。术后 4 周出院，出院查体：嗜睡，构音障碍，伸舌偏左，左侧鼻唇沟浅，双眼右侧凝视，右侧肢体肌力 5 级，左侧肢体肌力 2 级，左侧上下肢针刺觉减退，NIHSS 评分 12 分（意

识1分+面瘫2分+凝视1分+左上肢3分+左下肢3分+构音1分、感觉1分）。3个月后随访mRS评分4分。

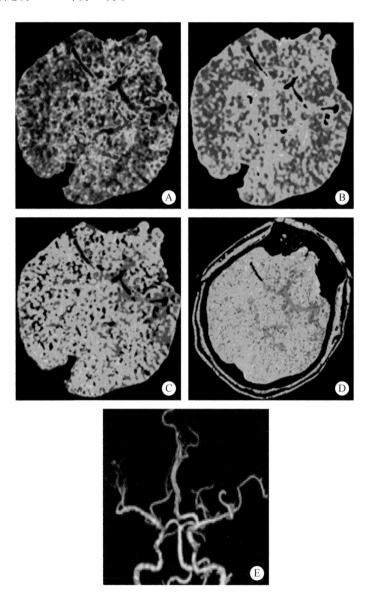

图6-10 头颅多模式CT（血管再通术后24小时）

A～D. CTP（依次是CBF、CBV、MTT、TTP）示右侧额颞枕叶、放射冠及基底核区异常灌注，CBF及CBV下降，MTT及TTP延长；E. CTA示右侧颈内动脉及大脑中动脉血流通畅

二、文献回顾及讨论

这是两例缺血性卒中急性期血管内治疗病例，两例患者住院期间 NIHSS 评分及 mRS 评分如表 6-1。

表 6-1 两例患者 NIHSS 及 mRS 评分

	术后 2 小时（NIHSS）	术后 24 小时（NIHSS）	术后 10 天（NIHSS）	3 个月后（mRS）
病例 1	17	15	11	1
病例 2	14	17	12	4

显然两例患者的预后存在差异，但在时间窗、血管闭塞程度、梗死面积、缺血半暗带等方面完全相仿。唯一不同是两例患者的术前侧支循环状态。随着缺血性卒中血管内治疗技术的发展，亟须建立个体化评估以指导治疗方案，前期研究显示，良好的脑侧支循环可获得更好的预后，全面准确地评估侧支循环的结构和功能是制定缺血性卒中患者个体化治疗方案的重要基础之一[1]。

脑侧支循环是指大脑的主要供血动脉严重狭窄或闭塞时开放的次级网状血管通道[2]。根据血流代偿途径不同，脑侧支循环可分为三级循环途径：一级侧支循环指通过 Willis 环的血流代偿；二级侧支循环指通过眼动脉、软脑膜吻合支及其他相对较小的侧支与侧支吻合支之间实现的血流代偿；三级侧支循环属于新生血管即毛细血管，部分病例在缺血后一段时间才能形成[1]。

目前应用最为广泛的侧支循环评估方法是基于 DSA 检查的美国介入和治疗神经放射学学会 / 介入放射学学会（American Society of Interventional and Therapeutic；Neuroradiology/Society of Interventional Radiology，ASITN/SIR）侧支循环评估系统[3]：0 级，缺血区域没有侧支血流；1 级，缺血周边区域有缓慢的侧支血流，并有持续的灌注缺陷；2 级，缺血周边区域有快速的侧支血流，并有持续的灌注缺陷，仅有部分侧支血流到缺血区域；3 级，缺血区域在静脉晚期可见缓慢但是完全的血流；4 级，整个缺血区域有快速而完全的逆行灌注血流。0 ～ 1 级为较差侧支循环，2 级为中等侧支循环，3 ～ 4 级为较好侧支循环。

另外，Christoforidis 等[4] 提出一种基于 DSA 的软脑膜侧支评估方法：在延迟动脉造影时，判断造影剂逆流使闭塞动脉流域内血管显影的程度，对软脑膜侧支情况进行评估。1 分，闭塞动脉远端侧支完整再构（如 M1 闭塞，

M1 远端至闭塞处血流完全重建）；2 分，与闭塞动脉邻近的近端部分侧支形成再构（如 M1 段闭塞，M2 段近端血流形成重建）；3 分，与闭塞动脉邻近的远端部分侧支形成再构（如 M1 段闭塞，M2 远端侧支形成重建）；4 分，离闭塞血管远端两段形成侧支重构（如 M1 段闭塞，M3 段分支侧支形成重建）；5 分，闭塞动脉流域内无或仅有少量侧支血管。但此分级方法目前尚未被临床广泛应用[1]。

基于 CTA 的评估方法见表 6-2[1]。

表 6-2　基于 CTA 的侧支循环评估

评估方法	分级标准
Alberta 卒中项目早期 CT 评分（ASPECTS）[5]	ASPECTS 将大脑中动脉按功能重要性分为 10 个区域：尾状核（C）、豆状核（L）、岛叶（I）、内囊（IC）及 6 个皮质区域（M1 ～ M6），每一个区域在轴向 CT 扫描中的缺血改变从 10 分中扣 1 分。10 分表示正常的 CT 图像，0 分表示整个大脑中动脉供血区域缺血
基于动态 CTA 的软脑膜侧支评估[6]	分为 2 个区域：ACA-MCA 区和 PCA-MCA 区。软脑膜动脉分级应用一个 6 分量表。与正常大脑半球相比，病变侧侧支情况：0 分，完全无代偿；1 分，极少量代偿；2 分，软脑膜动脉代偿程度和范围显著下降；3 分，代偿程度和范围中度下降；4 分，代偿程度和范围轻度下降；5 分，软脑膜动脉分布正常或增加。CTA 侧支评分为两个区域的总分（0 ～ 10 分）
Miteff 侧支评分[7]	根据 CTA 上大脑中动脉闭塞远端血管的重建程度分为良好、降低两个级别。 （1）侧支循环良好定义：大脑中动脉闭塞远端的所有血管在 CTA 上均可较好显示。在大脑中动脉闭塞远端，自 M1 或 M2 近端开始至远端分支均可在 CTA 最大密度投影上显示重建。 （2）侧支循环降低定义：大脑中动脉远端仅能重建部分。作者又进一步降低的状态为分中等、较差：如果 CTA 上可清晰重建大脑中动脉分支的外侧裂段，定义为中等；如果只有远端表浅的大脑中动脉分支血管重建，定义为较差
基于动态 CTA 改良的 ASITN/SIR 侧支评分[8]	0 级，在任何时相内，在缺血区域内没有或仅有极少量软脑膜侧支； 1 级，直至静脉晚期才可在缺血区域内见到部分侧支循环形成； 2 级，静脉期之前可见缺血区域内部分侧支循环形成； 3 级，静脉晚期可见缺血区域内完全的侧支循环形成； 4 级，在静脉期以前可见完全的侧支循环形成
外侧裂、脑凸面侧支评分（Maas 评分系统）[9]	此评分较全面评估一级、二级侧支。应用 CTA 原始图像（CTA-SI）评估外侧裂区域和凸面软脑膜区域的侧支血管，并赋予不同的分值。与正常侧比较，病变侧侧支血管分为下列级别：①缺如；②较正常侧少；③与正常侧相同；④较正常侧多；⑤充分；1 ～ 2 级定义为代偿减少，3 ～ 5 级定义为代偿充分，4 ～ 5 级定义为代偿增加。前交通动脉和后交通动脉分级：①缺如；②可能存在；③纤细；④确定存在；⑤粗壮；4 ～ 5 级定义为代偿充分
MCA 区域侧支评分[10]	0 分，无侧支循环； 1 分，软脑膜动脉侧支填充 ≥ 0 但 ≤ 50%； 2 分，侧支填充 >50% 但 <100%； 3 分，侧支填充达 100%

续表

评估方法	分级标准
区域软脑膜侧支评分（rLMC）[11]	该方法是基于大脑中动脉 ± 颈内动脉颅内段闭塞远端的血管显影情况与对侧远端血管显影情况的比较。主要评估区域包括 ASPECT 区域的 M1 ～ 6 区、大脑前动脉供血区、基底核区和外侧裂部位； 动脉闭塞侧各区域内血管显影情况与对侧正常血管显影情况的对比，可分为 3 级：0 分，无血管显影；1 分，与对侧相比血管显影较少；2 分，与对侧相比血管显影相等，甚至多于对侧； 由于外侧裂部位的血管是大脑前动脉到大脑中动脉和大脑后动脉到大脑中动脉软脑膜侧支供应最远的区域，其显影为良好侧支循环的重要指标，故给予的分值较高，相对应的分值分别为 0 分、2 分及 4 分。使用该方法评价侧支循环的总分为 20 分，评分越高提示侧支循环建立越好

侧支循环对于血管内治疗的急性缺血性卒中患者预后有显著的预测价值[2]。

（1）ASITN/SIR 侧支循环评估系统：一项国际多中心的登记研究——ENDOSTROKE 研究[12]，应用此侧支评估系统探讨侧支循环与接受血管内治疗患者的临床和影像学预后的关系。结果显示，侧支循环越好，血管再通率越高，梗死灶越小，临床结局越好；ASITN/SIR 侧支循环分级 0 ～ 1 级、2 级和 3 ～ 4 级对应的血管再通率分别是 21%、48% 和 77%，$P<0.001$；对应的病灶小于 1/3 大脑中动脉分布区的比例分别为 32%、48% 和 69%，$P<0.001$；对应的较好的临床结局（90 天 mRS 评分 0 ～ 2 分）分别为 11%、35% 和 49%，$P=0.007$。多因素分析显示侧支循环状态是血管再通、病灶体积和临床结局的独立预测因素。Liebeskind 等[13] 亦应用此评估系统分析 IMS Ⅲ（interventional management of stroke Ⅲ）试验数据库，探讨基线侧支循环状态对血管再通、再灌注及患者临床结局的影响，结果显示 ASITN/SIR 评分 3 ～ 4 级与血管再通、再灌注及较好的临床结局密切相关。他们应用同样的方法对 SWIFT 研究[14] 的数据进行了分析，也得出相似的结论，ASITN/SIR 评分 3 ～ 4 级通常预示着血压、血糖平稳，梗死体积更小、血管再通成功率更高、临床结局更好和出血转化风险更低。

（2）基于 DSA 的软脑膜侧支评估：Christoforidis 等[4] 回顾性分析了 65 例接受了溶栓治疗的急性缺血性卒中患者，结果发现，软脑膜侧支评分高的患者，无论血管完全开通还是部分开通，他们的梗死体积和 mRS 评分都明显低。另外，此软脑膜侧支评分方法在 53 例动脉溶栓患者中亦进行了验证，软脑膜侧支评分较好（1 ～ 2 级）提示较好的临床结局、较小的梗死体积和较低的出血转化风险[15]。

（3）Alberta 卒中项目早期 CT 评分：ESCAPE 研究[16] 是一项评估取栓治疗的国际多中心 RCT 研究，主要预后指标为发病后 90 天 mRS 评分。

结果显示，侧支循环较好（ASPECTS 分值 6～10 分）的急性缺血性卒中患者，迅速给予血管内治疗可改善功能结局（90 天 mRS 评分），并降低病死率。Albert 等[17] 选取 Penumbra System 实验中前循环近端梗死的队列，按 ASPECTS 分值分为三组，所有患者进行了机械取栓，结果发现 ASPECTS 分值 0～4 分、5～7 分和 8～10 分三组预后良好（90 天 mRS 评分 0～2 分）的比例分别是 5%、38.6% 和 46%（P<0.0001），死亡率分别为 55%、28.9% 和 19%（P=0.0001），并且 ASPECTS 较低症状性出血更常见。

（4）基于动态 CTA 的软脑膜侧支评估：Vagal 等[6] 应用 IMS Ⅲ研究数据库分析了 CTA 侧支循环状态与 CTP 参数的关系。结果提示较好的 CTA 侧支循环状态（8～10 分）与 CTP 提示的较小梗死核心体积和较大的错配比具有相关性。

（5）大脑中动脉区域侧支评分：MR CLEAN[10] 是一项多中心的登记研究，应用 MCA 区域侧支评分对侧支循环进行评估，分析侧支循环状态对治疗效果的预测价值，结果发现血管内治疗获益最大的是侧支循环好（MCA 区域侧支评分 3 分）的患者，侧支循环差或无（MCA 区域侧支评分 1 分或者 0 分）的患者血管内治疗效果较差。

Menon 等[18] 选取 IMS Ⅲ研究数据库的病例，分别用 3 个不同的 CTA 侧支评分表（ASPECTS 侧支循环评分、外侧裂 + 脑凸面侧支评分、MCA 区域侧支评分）对基线侧支循环状态进行评估。多因素分析显示，基线侧支循环状态是所有患者临床结局的独立预测因素，可以用于挑选血管内治疗的患者。

对于不能进行造影剂检查的患者，既往一项研究通过对 38 例有 ASL 序列的急性缺血性卒中的患者回顾性分析后发现，ASL 侧支与出院时神经功能预后良好显著相关，提示磁共振 3D-ASL 对侧支的评估和预后的指导意义[19]。

本文讨论的病例及既往研究结果表明，良好的侧支循环无疑对血管内治疗的急性缺血性卒中患者是具有保护作用的。有人认为良好的侧支循环延长了缺血半暗带组织的可挽救时间，同时可能也是脑血管自动调节功能良好的体现，对于侧支循环良好的患者机械取栓治疗获益更佳，但是否应将侧支循环分级纳入血管开通治疗前的常规评估内容还需要进一步的临床研究加以证实。

（魏　娜　杨馨漩）

参 考 文 献

［1］Liebeskind DS. Collateral circulation. Stroke，2003，34（9）：2279-2284.

［2］中国卒中学会脑血流与代谢分会. 缺血性卒中脑侧支循环评估与干预中国指南（2017）.

中华内科杂志，2017，56（6）：460-471.

［3］Higashida RT，Furlan AJ，Roberts H，et al. Trial design and reporting standards for intra-arterial cerebral thrombolysis for acute ischemic stroke. Stroke，2003，34（8）：109-137.

［4］Christoforidis GA，Mohammad Y，Kehagias D，et al. Angiographic assessment of pial collaterals as a prognostic indicator following intra-arterial thrombolysis for acute ischemic stroke. Am J Neuroradiol，2005，26（7）：1789-1797.

［5］Bijoy K，Menon，Volker Puetz，et al. ASPECTS and other neuroimaging scores in the triage and prediction of outcome in acute stroke patients. Neuroimag Clin N Am，2011，21（2）：407-423.

［6］Vagal A，Menon BK，Foster LD，et al. Association between CT angiogram collaterals and CT perfusion in the interventional management of stroke Ⅲ trial. Stroke，2016，47（2）：535-538

［7］Miteff F，Levi CR，Bateman GA，et al. The independent predictive utility of computed tomography angiographic collateral status in acute ischaemic stroke. Brain，2009，132（Pt 8）：2231-2238.

［8］van denWijngaard IR，Holswilder G，Wermer MJ，et al. Assessment of collateral status by dynamic CT angiography in acute mca stroke：timing of acquisition and relationship with final infarct volume. AJNR Am J Neuroradiol，2016，37（7）：1231-1236.

［9］Mass MB，Lev MH，Ay H，et al. Collateral vessels on CT angiograply predict outcome in acute ischemic stroke.Stroke，2009，40（9）：3001-3005. DOI：10. 1161/STROKEAH. 109. 552513.

［10］Olvert A，Berhemer，Ivo GH，et al. Collateral status on baseline computed tomographic angiography and intra-arterial treatment effect in patients with proximal anterior circulation stroke. Stroke，2016，47：768-776.

［11］Menon BK，Smith EE，Modi J，et al. Regional leptomeningeal score on CT angiography predicts clinical and imaging outcomes in patients with acute anterior circulation occlusions. AJNR Am J Neuroradiol，2011，32（9）：1640-1645.

［12］Singer OC，Berkefeld J，Nolte CH，et al. Collateral vessels in proximal middle cerebral artery occlusion；the ENDOSTROKE study. Radiology，2015，274（3）：851-858.

［13］Liebeskind DS，Tonsick TA，Foster LD，et al. Collaterals at angiography and outcomes in the interventional management of stroke（IMS）Ⅲ trial. Stroke，2014，45（3）：759-764.

［14］Liebeskind DS，Jahan R，Nogueira RG，et al.Impact of collaterals on successful

revascularization in Solitaire FR with the intention for thrombectomy. Stroke，2014，45
（7）：2036-2040.

［15］Christoforidis GA，Karakasis C，Mohammad Y，et al. Predictors of hemorrhage
following intra-arterial thrombolysis for acute ischemic stroke：the role of pial collateral
formation. Am J Neuroradiol，2009，30（1）：165-170.

［16］Goyal M，Demchuk AM，Menon BK，et al. Randomized assessment of rapid
endovascular treatment of ischemic stroke. N Engl J Med，2015，372（11）：1019-
1030.

［17］Albert J，Osama O，Zaidat，et al. Imapact of pretreatment nonconstract CT Albert
stroke program early CT score on clinical outcome after intra-arterial stroke therapy.
Stroke，2014，45：746-751.

［18］Menon BK，Qazi E，Nambiar V，et al. Differential effect of baseline computed
tomographic angiography collaterals on clinical outcome in patients enrolled in the
interventional management of stroke Ⅲ trial. Stroke，2015，46（5）：1239-1244.

［19］de Havenon A，Haynor DR，Tirschwell DL，et al. Association of collateral blood
vessels detected by arterial spin labeling magnetic resonance imaging with neurological
outcome after ischemic stroke. JAMA Neurol，2017，74（4）：453-458.

7　后循环缺血性卒中血管再通治疗仅为挽救性治疗吗

一、病例摘要

病例 1

患者男性，64 岁，主要因"眩晕、四肢无力 28 小时，一过性意识不清 10.5 小时"，以"脑梗死"收入院。患者就诊当日约 07：00 如厕时突然出现头晕、视物旋转，伴有四肢无力，休息后未见明显缓解，遂于约 14：30（发病后 7 小时 30 分钟）就诊于当地医院，测血压 241/122mmHg，给予降压治疗，血压降至 144/74mmHg。患者症状未见明显改善，至次日约 00：30（发病后 17 小时 30 分钟）病情恶化，出现意识障碍，呈嗜睡状态。后于 05：00（发病后 22 小时）转至笔者所在医院急诊，就诊时血压 191/101mmHg，NIHSS 评分 13 分（意识水平 2 分＋意识水平提问 2 分＋意识水平指令 2 分＋左上肢运动 1 分＋右上肢运动 1 分＋左下肢运动 1 分＋右下肢运动 1 分＋感觉 1 分＋忽视 2 分）。

既往史：患者 2 个月前因"构音不清、走路不稳"就诊于外院，遗留走路不稳症状。糖尿病病史 16 年，高血压病史 20 年，均未规律服药；左眼眼底出血、失明病史 20 余年；10 年前因右眼眼底出血行激光手术，右眼白内障行晶状体置换术。否认吸烟史。饮酒 40 余年，每天 2～3 两（100～150g）白酒。

患者于急诊完善头颅 CT 检查，考虑急性缺血性卒中，立即进入脑血管绿色通道。05：30（发病后 22 小时 30 分钟）完善头颅多模式 MR 检查，提示双侧小脑半球、小脑蚓部、左侧枕叶急性期脑梗死，MRA 可见椎基底动脉闭塞（图 7-1）。

经多学科医师评估后考虑给予血管内治疗，实施左侧椎动脉取栓术。约 06：00（发病后 23 小时）股动脉穿刺成功，术前全脑 DSA 提示双侧椎动脉 V3 段闭塞（图 7-2），遂于左侧椎动脉段狭窄处置入自膨式 Solitaire 支架 1 枚。术后造影示残余狭窄约 20%，前向血流 TICI 分级 3 级。术后 NIHSS 评分 11 分（意识水平 2 分＋意识水平提问 2 分＋意识水平指令 1 分＋左上肢运动 1 分＋左下肢运动 1 分 + 右上肢运动 2 分 + 右下肢运动 1 分 + 构音障碍 1 分）。术后约 20 小时复查头颅多模式 CT 未见明显出血，CTA 显示左椎动脉、基底动脉通畅（图 7-3）。

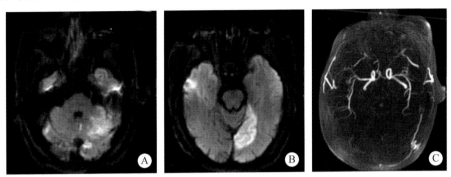

图 7-1 头颅多模式 MR（05∶30，发病后 22 小时 30 分钟）

A ～ B.DWI 序列示双侧小脑半球、小脑蚓部、左侧枕叶急性期脑梗死；C.MRA 示椎基底动脉未显影

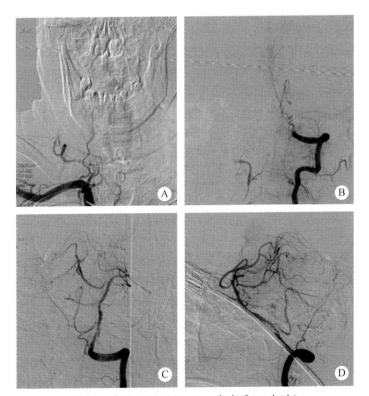

图 7-2 全脑 DSA（06∶00，发病后 23 小时）

A ～ B.双侧椎动脉 V3 段闭塞，遂于左侧椎动脉段狭窄处置入自膨式 Solitaire 支架 1 枚；C ～ D.术后造影示残余狭窄约 20%，前向血流 TICI 分级 3 级

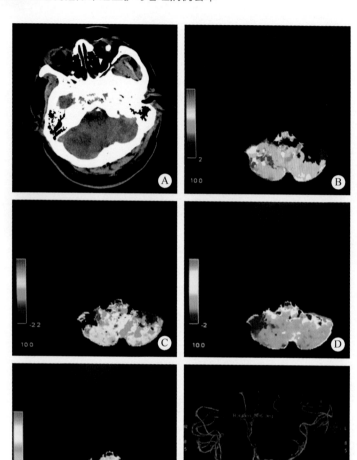

图 7-3 术后头颅多模式 CT 复查（术后约 20 小时）

A. CT 平扫未见明显出血；B ～ E. CTP 可见右侧小脑 TTP、MTT 延长，CBF、CBV 正常；F. CTA 示
左椎动脉、基底动脉通畅

患者术后收入 NICU 行进一步的监护和管理。术后抗栓方案：替罗非班泵入［泵速：0.15μg/（kg·min）］，24 小时后改为阿司匹林 100mg+ 氯吡格雷 75mg 双联抗血小板聚集治疗。其余给予阿托伐他汀 40mg 降脂稳定斑块，乌拉地尔泵入降压（控制血压在 140/90mmHg 左右），胰岛素泵降糖等相关治疗。

术后第 2 天约 12：00（发病后 77 小时），患者突然出现病情恶化，表现为意识障碍加重，呈浅至中昏迷，瞳孔对光反射消失，肢体未见自主活动，疼痛刺激可见躲避反应。立即复查头颅 CT，显示左侧小脑半球大面积梗死，并压迫脑干，第四脑室形态不佳（图 7-4A）。经神经外科医师急会诊评估后，于恶化当日约 15：00 在全麻下对患者行后正中入路颅骨去骨瓣减压及硬脑膜修补术，术后继续给予甘露醇 250ml q8h 静脉滴注脱水降颅压治疗。术后次日复查头颅 CT，显示第四脑室受压较前未见有明显减轻（图 7-4B）。此外，患者出现血肌酐升高、少尿等症状，考虑急性肾衰竭；遂停用甘露醇、阿托伐他汀钙等药物，予呋塞米静脉泵入、限液等治疗后，患者肾衰竭症状逐渐好转，尿量、血肌酐、电解质均恢复正常，继续给予预防感染及对症支持治疗等。

患者病情逐渐平稳，意识障碍较前好转，复查头颅 CT 可见第四脑室受压较前明显减轻（图 7-4C）。于发病后第 11 天转入康复医院继续相关治疗。

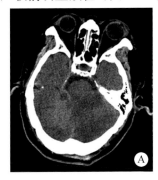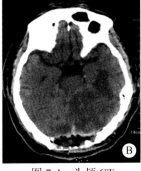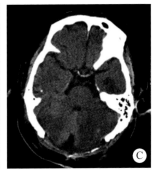

图 7-4　头颅 CT

A. 复查头颅 CT（术后第 2 天），显示双侧小脑半球密度混杂并肿胀明显，左侧为著，考虑双侧小脑梗死，并脑干明显受压；B. 头颅 CT（去骨瓣减压术后次日）示左侧小脑半球梗死较前变化不大，第四脑室形态不佳；C. 头颅 CT（发病后第 11 天）示脑干形态及第四脑室受压较前改善

病例 2

患者男性，64 岁，主要因"突发头晕、左侧肢体无力、言语不清 9 小时"，以"脑梗死"收入院。患者就诊当日约 07：00 无明显诱因突感胸闷，10：00 于外院就诊时突发左侧肢体麻木无力，伴有头晕、视物成双、言语不清。后由急救车转至笔者所在医院就诊，途中经医师评估后，考虑急性缺血性卒中；患者血压正常，NIHSS 评分 9 分（凝视 1 分 + 左上肢 2 分 + 左下肢 3 分 + 感觉 1 分 + 构音 2 分），遂于 13：00（发病后 3 小时）于急救车上进行足量 rt-PA 静脉溶栓（0.9g/kg）。患者既往持续性房颤病史 20 余年，未予治疗。发病 1 天前，曾有 2 次眩晕发作，持续 3～5 分钟完全缓解。

患者约 14：00（发病后 4 小时）到达笔者所在医院急诊，经评估后症状较前未有明显改善。多学科医师立即综合评价后，考虑给予桥接血管内治疗，14：40（发病后 4 小时 40 分钟）股动脉穿刺成功。头颅 DSA 提示双侧椎动脉起始段闭塞，右侧颈外动脉通过颈升动脉代偿到右侧椎动脉，考虑右侧椎动脉为慢性闭塞；左侧椎动脉未见明显代偿，考虑左侧椎动脉为急性闭塞（图 7-5）。后行左侧椎动脉球囊扩张并支架置入术，术后残余狭窄率 <10%，

NIHSS 评分 3 分（构音 2 分＋感觉 1 分）。

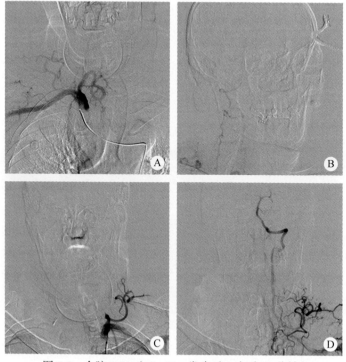

图 7-5　全脑 DSA（14：55，发病后 4 小时 55 分钟）

A ～ C.右侧颈外动脉通过颈升动脉代偿到右侧椎动脉，考虑右侧椎动脉为慢性闭塞，左侧椎动脉
急性闭塞；D.左侧椎动脉行球囊扩张并支架置入术，术后残余狭窄率 <10%

术后予替罗非班泵入［泵速：0.15μg/（kg・min）］。复查头颅 CT 未见颅内出血转化（图 7-6），继续给予上述抗栓治疗。24 小时后头颅多模式 CT

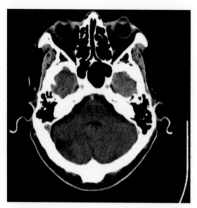

图 7-6　术后复查头颅 CT（18：20，发病后 8 小时 20 分钟）

未见颅内出血转化

未见梗死进展，原左侧闭塞的椎动脉开通显影良好（图 7-7）。遂给予阿司匹林 100mg 联合氯吡格雷 75mg 口服，并于 4 小时后停用替罗非班。双联抗血小板聚集治疗 2 ～ 3 个月后门诊随诊后酌情调整方案，患者最终预后良好。

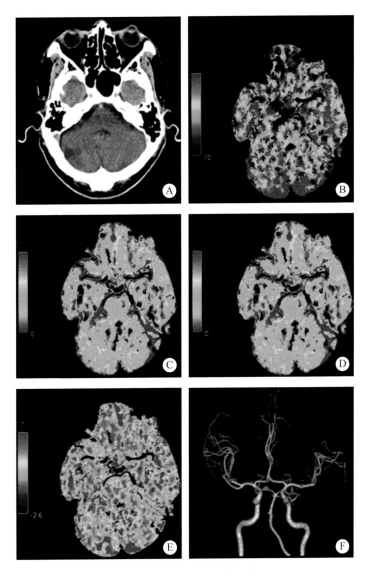

图 7-7　头颅多模式 CT（术后次日）

A. CT 平扫示左侧小脑半球可见缺血梗死灶；B ～ E. CTP 可见双侧小脑半球片状 CBF 减低，CBV 未见明显异常，MTT 及 TTP 稍延长；F. CTA 示左椎动脉显影

二、文献回顾及讨论

急性基底动脉闭塞临床预后极差，针对基底动脉闭塞急性期患者的 BASICS 登记研究[1]中仅有 2% 的基底动脉闭塞患者可获得良好的功能结局。但对于成功再通甚至仅仅达到部分再通的患者，该比例提高至 38%[2]，似乎尽快进行血管开通治疗是此类患者治疗的关键。尽管至今尚无明确的临床证据支持基底动脉闭塞患者甚至后循环缺血性卒中急性期血管内治疗的有效性，但在临床工作中大部分医生仍把尽早开通闭塞血管作为治疗的第一要务。本文两例患者为基底动脉闭塞急性期血管内治疗的尝试，患者最终都成功获得早期闭塞血管的开通，然而最终的临床预后并不一致，提醒我们对于后循环卒中患者血管再通治疗的选择是否应进一步斟酌。

现有研究结果提示年龄、高脂血症[4]、吸烟[5-7]、卒中严重程度、治疗时间窗、治疗方式及侧支代偿能力[8, 9]可能是后循环缺血性卒中急性期血管再通临床预后的影响因素，卒中严重程度是主要影响因素之一。有别于静脉溶栓治疗，神经功能缺损程度较轻的患者可能不能从机械取栓治疗中获益，而中重度患者更易从中获益[3]。

大多数研究选择症状起始后的 12 ~ 24 小时作为后循环卒中溶栓时间窗，远远大于前循环卒中的 4.5 小时。临床工作中普遍将后循环的再通时间窗延长至 4.5 小时之后。那么对于后循环缺血性卒中患者怎样的时间窗更为合适呢？

近期一篇针对急性基底动脉闭塞患者的登记研究[9]发现，静脉溶栓在 12 小时以内的患者占 77%，6 小时以内的占 29%。在动脉再通治疗的患者中，时间窗在 12 小时及 6 小时以内的患者分别占 76% 和 42%[9]。

Helsinki 静脉溶栓队列研究[10, 11]（n=184）基于再通时间的亚组分析发现不同时间窗亚组良好功能结局(mRS 0 ~ 3 分)的比例分别是 39%(t<6 小时)、36%（ t 为 6 ~ 12 小时）、36%（ t<12 小时）。在排除基线时大面积梗死的患者后，至少有 50% 的治疗时间窗 >12 小时的患者可获得良好的功能结局（ mRS 0 ~ 3 分 ）。

BASICS 研究[1]（ n=619）证实，临床结局与症状起始时间相关，并且对于临床症状较重的患者，在症状起始 9 小时后进行血管再通治疗会导致较差的临床结局。这项研究与大多数的前循环再通试验不同，它并没有将起始症状较重或者大面积梗死的患者排除在外。而在 Helsinki 研究中，同样获得了延迟治疗时间窗至 9 小时后会获得较差临床结局的结论，但在针对基线梗死程度（ pc-ASPECTS ）进行调整之后，这种对临床结局的时间依赖性反而会减弱，在 9 小时后进行血管再通治疗的患者在治疗前就容易出现梗死面积扩大等不良结局[10, 11]。

可能现有研究无法得出急性后循环缺血性卒中患者的最佳治疗时间窗，但可以肯定的是越早进行治疗效果越好，结合指南推荐，发病后 24 小时内患者评估血管内治疗可行性可能都是合适的。之所以后循环缺血性卒中可以将治疗时间窗适当延长可能取决于后循环特殊的解剖结构，以及相对强大的代偿能力。

在后循环主干急性闭塞后，大脑后动脉血压急剧下降。血流的改变取决于不同的血管解剖，Willis 环的血流部分通过后交通动脉从前循环进入后循环。这个现象常常出现在基底动脉或椎动脉狭窄的患者，并且在 DSA 中常常可发现基底动脉远端的反向血流，从而增加基底动脉的血流代偿能力。

后交通动脉的逆向血流供应可能会扩大后循环急性闭塞时候的残余血流，并且代偿程度取决于压力梯度的变化。一个关于后循环闭塞的小样本研究（$n=20$）[11]表明，对后循环梗死有效代偿的侧支血流可以增加脑组织对缺血的耐受程度，并会获得更好的临床结局。最近关于后循环再通的很多研究都证实了侧支代偿对临床结局的改善作用[11, 12]，因此侧支代偿程度是预后的关键预测因子。

后循环侧支血流的另外一个特点是来自于双侧椎动脉的血流代偿。通常情况下，起源于双侧椎动脉的小脑后下动脉的开放会保证椎动脉分支供血区血流的供应。除此以外，来自椎动脉的脊髓前动脉会对小脑后下动脉供血区域进行代偿，如此机制可以保证后循环闭塞血管流域内的血流代偿。

此外，通过影像手段和对脑干的解剖发现，在脑干的表面存在大量的动脉间的侧支吻合，但在脑干的内部吻合支相对缺乏。因此，这个相当大潜力的血管吻合网和前面所提到的来自前循环和基底动脉的侧支吻合，延长了急性后循环闭塞的再通时间窗。

相对于前循环，后循环的血栓质地较为疏松，这也是后循环再通后，在没有持续使用抗凝药物的情况下，疏松移位的栓子容易导致血管再闭塞的原因。在多次影像学检查中经常会发现移位的栓子，可能与后循环的收缩压－舒张压压力梯度低于前循环，血管远端压力一般不会降至零，以及心脏的收缩周期等原因相关。并且后循环的栓子可能会受到来自前后循环两个方向血流的冲击，也是导致后循环比前循环容易再通的因素。

因此，由于后循环再通的时间窗较长及后循环血管解剖的特殊性，后循环卒中的并发症中，往往症状性颅内出血较少见。Sarikaya 等[13]将 95 名后循环卒中（PCS）患者的临床结局与 788 名前循环卒中患者进行比较，发现后循环卒中患者的症状性颅内出血等并发症的发生率显著低于前循环（$P=0.001$），并且 BASICS 研究发现，后循环再通的预后并不受症状起始时间（OTTs）影响，因为 OTTs 较长的患者，并未表现出较高的出血风险[1]。

综上，后循环缺血性卒中可能具有更宽泛的血管再通治疗时间窗，对于严重后循环缺血性卒中，或高致残性卒中，比如急性基底动脉闭塞，可能尽早开通血管能改善患者最终预后，但不应因此无条件地放宽治疗选择，应在充分评估患者综合情况的基础上谨慎选择合适的患者，未来需要更多的研究提供针对后循环缺血性卒中血管再通治疗选择的直接临床证据。

（丁亚榕）

参 考 文 献

[1] Schonewille WJ, Wijman CA, Michel P, et al. Treatment and outcomes of acute basilar artery occlusion in the Basilar Artery International Cooperation Study（BASICS）: a prospective registry study. Lancet Neurol, 2009, 8（8）: 724-730.

[2] Mokin M, Sonig A, Sivakanthan S, et al. Clinical and procedural predictors of outcomes from the endovascular treatment of posterior circulation strokes. Stroke, 2016, 47（3）: p. 782-8.

[3] Goyal M, Menon BK, van Zwam WH, et al. Endovascular thrombectomy after large-vessel ischaemic stroke: a meta-analysis of individual patient data from five randomised trials. Lancet, 2016, 387（10029）: 1723-1731.

[4] Gory B, Eldesouky I, Sivanhoffmann R, et al. Outcomes of stent retriever thrombectomy in basilar artery occlusion: an observational study and systematic review. J Neurol Neurosurg Psychiatry, 2016, 87（5）: 520-525.

[5] Kufner A, Nolte CH, Galinovic I, et al. Smoking-thrombolysis paradox: recanalization and reperfusion rates after intravenous tissue plasminogen activator in smokers with ischemic stroke. Stroke, 2013, 44（2）: 407-413.

[6] Ovbiagele B, Saver JL. The smoking-thrombolysis paradox and acute ischemic stroke. Neurology, 2005, 65（2）: 293-295.

[7] Mehta BP, Leslie-Mazwi TM, Chandra RV, et al. Reducing door-to-puncture times for intra-arterial stroke therapy: a pilot quality improvement project. J Am Heart Assoc, 2014, 3（6）: e000963.

[8] Greving JP, Schonewille WJ, Wijman CAC, et al. Predicting outcome after acute basilar artery occlusion based on admission characteristics. Neurology, 2012, 78（14）: 1058-1063.

［9］Vergouwen MDI，Annette C，David T，et al. Outcomes of basilar artery occlusion in patients aged 75 years or older in the Basilar Artery International Cooperation Study. J Neurol，2012，259（11）：2341-2346.

［10］Strbian D，Michel P，Seiffge DJ，et al. Symptomatic intracranial hemorrhage after stroke thrombolysis：the SEDAN score. Ann Neurol，2012，71（5）：634-641.

［11］Strbian，D，Sairanen T，Silvennoinen H，et al. Thrombolysis of basilar artery occlusion：impact of baseline ischemia and time. Ann Neurol，2013，73（6）：688-694.

［12］Stampfl S，Kabbasch C，Müller M，et al. Initial experience with a new distal intermediate and aspiration catheter in the treatment of acute ischemic stroke：clinical safety and efficacy. Journal of Neurointerventional Surgery，2016，8（7）：714-718.

［13］Sarikaya H，Arnold M，Engelter ST，et al. Outcomes of intravenous thrombolysis in posterior versus anterior circulation stroke. Stroke，2011，42（9）：2498-2502.

8　血管再通治疗后 END 可以早期预测吗

一、病例摘要

患者男性，52 岁，主要因"突发左侧肢体无力伴言语含糊 4 小时"，以"脑梗死"入院。患者睡醒后（13：00）发现左侧肢体无力，伴言语含糊、欠流利，无力症状逐渐加重，发病过程中未诉头痛、恶心呕吐，无理解障碍，无肢体抽搐、意识丧失等。发病后 4 小时（17：00）到笔者所在医院急诊就诊。查体：神志清，构音障碍，左侧中枢性面、舌瘫，左侧肢体肌力 0 级。测量血压为207/93mmHg，NIHSS 评分 11 分（嗜睡 1 分＋凝视 1 分＋面瘫 1 分＋左上肢3 分＋左下肢 4 分＋构音 1 分）。

患者既往有高血压病史 20 余年，最高 240/160mmHg；高脂血症病史 20余年；糖尿病病史 7 年，均未服药。

患者 17：15（发病后 4 小时 15 分钟）急诊行头颅 CT 检查（图 8-1），显示脑内梗死灶及缺血性脑白质病变，考虑急性脑梗死可能性大。患者 17：35（发病后 4 小时 35 分钟）完善头颅多模式 MR 检查（图 8-2），显示右侧额叶、岛叶皮质，颞枕叶多发梗死灶，MRA 示右侧颈内动脉闭塞。

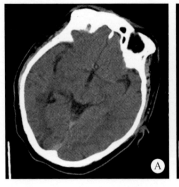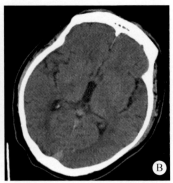

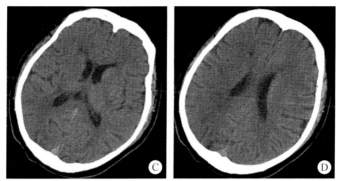

图 8-1　头颅 CT（发病后 4 小时 15 分钟）

右侧额顶枕叶、右侧侧脑室后角旁，双侧基底核区片状低密度影，考虑梗死灶

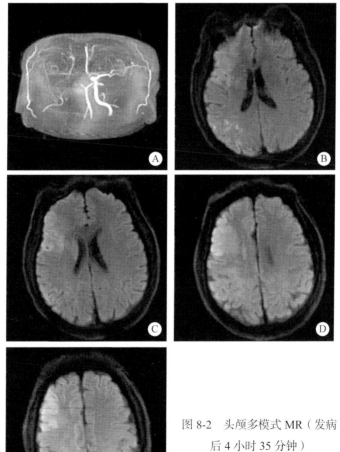

图 8-2　头颅多模式 MR（发病
后 4 小时 35 分钟）

A. MRA 显示右侧颈内动脉起始处闭
塞；B ～ E. DWI 显示右侧额颞顶枕
叶斑片状超急性期缺血梗死灶

经溶栓小组评估，最终于 18∶10 左右（发病后 5 小时 10 分钟）急诊行血管内治疗。术前全脑 DSA 示（图 8-3）右侧颈内动脉起始部闭塞；右侧颈外动脉通过颌内动脉、脑膜中动脉向颈内动脉代偿供血，可见右侧颈内动脉眼段以远、右侧大脑中动脉显影浅淡。急诊行右侧颈内动脉 C1 段支架置入术和右侧大脑中动脉取栓术。术中及术后患者生命体征平稳，术后 2 小时 NIHSS 评分 11 分（嗜睡 1 分＋凝视 1 分＋面瘫 1 分＋左上肢 3 分＋左下肢 4 分＋构音 1 分），神经系统查体同前。术后 CT 示（图 8-4）右侧额叶、基底核区、顶叶片状高密度影，考虑造影剂渗出。术后给予替罗非班泵入抗血小板聚集，防止支架内血栓形成，并给予控制血糖、阿托伐他汀强化降脂、补液改善循环治疗。

术后第 2 天查体：嗜睡状态，呼唤可睁眼，可按指令完成简单动作，可正确对答。左侧肢体针刺觉减退。NIHSS 评分 13 分（嗜睡 1 分＋凝视 1 分＋构音 1 分＋左侧面瘫 1 分＋左侧感觉障碍 1 分＋左侧肢体运动障碍 8 分）。24 小时

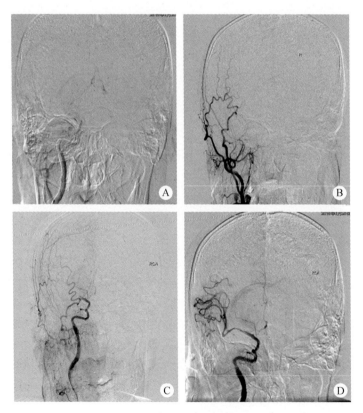

图 8-3　全脑 DSA（术中）

右侧颈内动脉 C1 段闭塞。球囊扩张后造影示右侧颈内动脉前向血流无明显变化，置入支架后残余狭窄率约 30%，前向血流改善（TICI 分级 3 级），右侧大脑前动脉 A2 段以远未见显影

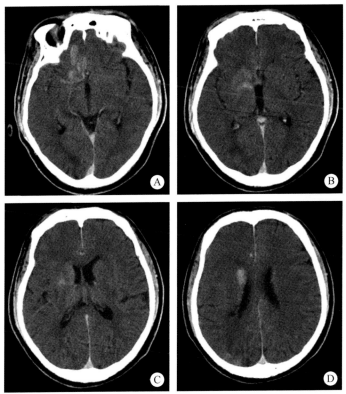

图 8-4 术后即刻头颅 CT
右侧额叶、基底核区、顶叶片状高密度影，考虑造影剂渗出

复查头颅 CT+CTA+CTP（图 8-5），显示未见出血，右侧颈内动脉及大脑中动脉血管再通，CTP 示右侧额颞顶枕叶可见斑片状 rCBF 增加，rCBV 增加，MTT、TTP 缩短，提示右侧大脑半球高灌注。予以阿司匹林 100mg+ 氯吡格雷 300mg 临时口服，替罗非班叠加 4 小时后停止泵入，次日起每日阿司匹林 100mg+ 氯吡格雷 75mg 口服抗血小板聚集治疗。TCD 提示（图 8-6A）右侧大脑中动脉血流速度 220cm/s，右侧大脑前动脉血流速度 108cm/s，提示患者存在右侧大脑半球高灌注可能，给予乌拉地尔持续泵入控制血压，目标血压收缩压低于 120mmHg。血生化提示葡萄糖 13.05mmol/L，予以胰岛素皮下注射控制血糖。

发病后第 3 天查体：嗜睡状态，睡眠较多，呼唤可睁眼，对答切题，言语含糊，可配合完成简单动作，血压维持在 110 ～ 127/60 ～ 70mmHg，因进食呛咳给予鼻饲饮食。TCD 提示（图 8-6B）右侧大脑中动脉血流速度 180cm/s，全脑血流速度均偏快。血生化提示葡萄糖 12.07mmol/L。头颅 CT 检查（图 8-7）示右额、右基底核小片稍高信号影，不除外出血渗出，考虑患者存在高灌注损伤，予强化降压治疗，咪达唑仑持续泵入镇静治疗。

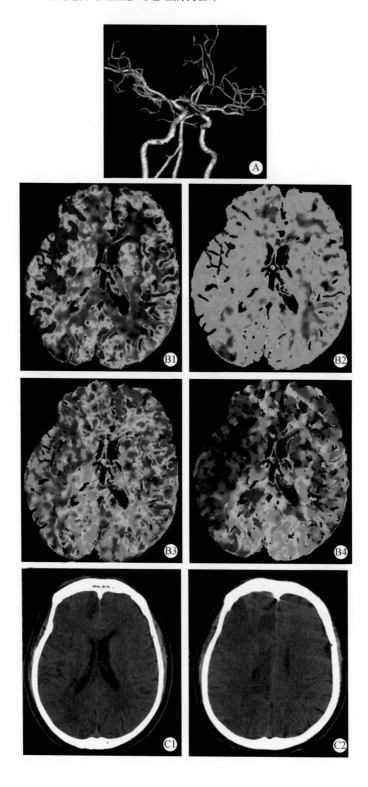

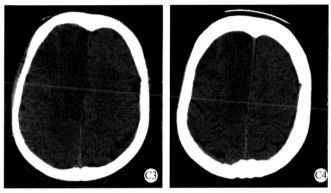

图 8-5 头颅多模式 CT（术后 24 小时）

A. CTA 示右侧颈内动脉畅通；B1 ~ B4. CTP 示右侧额颞顶枕叶可见斑片状 rCBF 增加，rCBV 增加，MTT、TTP 缩短；C1 ~ C4. 平扫示右侧额颞顶枕叶、基底核、放射冠多发斑片状低密度影

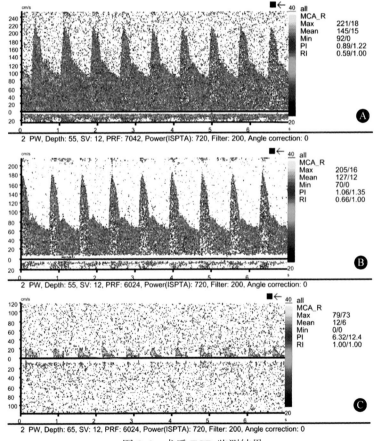

图 8-6 术后 TCD 监测结果

A. 术后第 1 天 MCA 收缩期峰流速（PSV）221cm/s；B. 术后第 2 天 MCA PSV 205cm/s；C. 术后第 5 天
钉子波出现

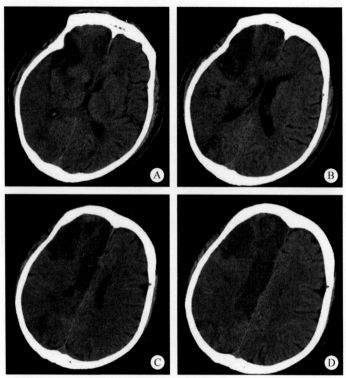

图 8-7　头颅 CT（发病后第 3 天）
右侧额颞顶枕叶、基底核区、放射冠多发斑片状低密度影

　　发病后第 4 天下午突发呼吸困难，血气分析提示缺氧状态，给予经口气管插管和呼吸机辅助呼吸。患者意识状态改变，呈昏睡状态，查体不配合。数小时后病情继续恶化，突发血压升高至 180/90mmHg，意识障碍加重至中度昏迷，双侧瞳孔不等大，左：右 =3.5mm ：4mm，对光反射消失，右侧瞳孔不规则。疼痛刺激后肢体无明显活动，立即给予甘露醇 250ml 快速静脉滴注，急查头颅CT（图 8-8），提示右侧大脑半球大面积低密度灶，并累及部分脑干和左侧大脑半球，中线明显移位，右侧脑室受压，存在脑疝征象。再次给予甘露醇 250ml 静脉滴注，神经外科急会诊认为患者病情危重，有手术指征，但预后极差。家属商议后决定放弃手术治疗及抢救措施。次日查 TCD 提示（图 8-6C）右侧颈内动脉仍通畅，但血流阻力指数较高，右侧大脑中动脉血流速度较慢，颞窗明显异常；其余颅内动脉阻力指数明显升高，提示明显颅内高压。

　　尔后患者病情进一步恶化，意识水平加重至深度昏迷，自主呼吸消失。双侧瞳孔散大至 5.0mm，对光反射消失，疼痛刺激无反应，四肢肌张力低，腱反射（-），双侧巴氏征未引出。家属拒绝一切抢救药物及措施，最终患者于发病后第 7 天死亡。

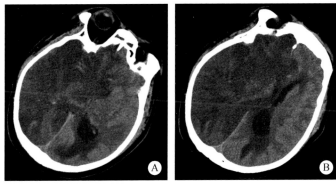

图 8-8　头颅 CT（发病后第 4 天）

右侧大脑半球大面积低密度灶，中线移位，脑室受压，脑疝

二、讨论及文献回顾

本患者脑梗死诊断明确，早期影像学评估发现颅内外大血管闭塞，时间窗内行右侧颈内动脉 C1 段支架置入术和右侧大脑中动脉取栓术，血管成功再通，但患者临床症状进行性加重，结合影像学及 TCD 等辅助检查考虑存在高灌注综合征，出现右侧颈内动脉供血区大面积梗死从而导致脑疝，最终出现脑干功能衰竭导致死亡。这是一例急性缺血性卒中血管再通治疗术后出现早期神经功能恶化的病例。

早期神经功能恶化（early neurological deterioration，END）定义存在争议，目前广泛认为：在急性缺血性卒中发病后 24 ～ 72 小时，美国国立卫生研究院卒中量表（National Institute of Health Stroke Scale，NHISS）评分增加≥ 4 分[1-6]。早期神经功能恶化总发病率较高，并且会导致近期或远期不良预后的发生。目前针对血管再通术后的 END 发病率为 10% ～ 16%[6]，但目前多项相关研究指出，rt-PA 的应用不会影响 END 的发病率[7, 8]。因此，即使给予血管再通治疗，通过临床指征、实验室或影像学相关指标，早期预测 END 的发生仍是重要的。本文旨在讨论 END 的预测及治疗方案。

本例患者 2 型糖尿病病史 7 年，未接受治疗，且于入院后血糖水平持续较高，血糖控制不佳。近年来，多项研究显示，高血糖水平及糖尿病与 END 相关[6, 9, 10]。Tanaka 等[11]研究显示，糖尿病组的 END 风险显著高于正常糖耐量组（OR=12.7，P=0.026），同时观察到糖尿病组的近期不良预后（30 天 mRS 2 ～ 6 分）风险高于对照组（OR=3.3，P=0.008），说明糖尿病除了可预测 END 的发生外，还提示近期不良预后的可能。缺血性脑卒中发生后，脑组织以无氧代谢为主,堆积的葡萄糖和乳酸对脑组织产生毒性作用,发生脑水肿,组织酸中毒,进而发生进展性损伤。

患者入院血压及术后血压均高于正常水平,诊断为高血压 3 级,极高危。入院时血压过高或过低也被认为是 END 的预测因素。一项对照研究显示[12],入院时收缩压升高(OR=1.01,每增加 1mmHg,P=0.017)预测进展性卒中。2015 年,发表于 *Stroke* 杂志上的 IST-3 研究表明,在溶栓治疗的缺血性卒中患者中,高基础血压和前 24 小时内血压波动大与预后不良相关。但也有研究[13, 14]表明,当收缩压≤180mmHg、舒张压≤100mmHg 时,血压的降低(每 10mmHg)会导致缺血区域的扩大和不良预后。由于脑缺血的侧支循环是血压依赖性的,因此目前急性期的血压控制仍然存在争议。

Lin 等[15, 16]研究表明,尿比重与血尿素氮/肌酐(BUN/Cr)的比值可能作为急性缺血性卒中患者早期恶化的预测因子,尿比重 >1.010 的患者发生 END 的可能性高达 2.78 倍(P=0.030)。BUN/Cr>15 是急性缺血性卒中后早期神经系统退化的独立预测因素,这表明脱水可能是早期恶化的原因。并在一项前瞻性研究[16]中证明了临床上给予 BUN/Cr>15 的患者生理盐水水化治疗(静脉推注 300~500ml 生理盐水,然后前 72 小时维持生理盐水 40~80ml/h),3 个月时有利结局的发生率明显高于对照组(P=0.016)。

Kim 等[17]表明,缺血性卒中预测风险评分(iScore)的增加可以独立预测 END 发生的风险(iScore 中每增加 20 点,OR=1.217,P<0.001)。相关研究[18, 19]发现低 HDL- 胆固醇水平和高 apoB/apoA-I 比值与缺血性卒中患者 END 独立相关。研究表明[20],在急性腔隙性梗死患者中,TG 水平增高(>145mg/dl)是 END 的独立预测因子(OR=11.46),相关机制可能是高三酰甘油血症引起的血栓形成和微循环障碍。Kwon 等[20, 21]发现血清高水平同型半胱氨酸(>10.3μmol/L)是 END 的独立预测因子(OR=3.36)。Vila 等[22]发现,IL-10 血浆浓度较低(<6pg/ml)与 END 独立相关。但是相关性仅存在于皮质下梗死或腔隙性卒中患者,不存在于皮质病变患者。多种实验室指标都被报道可以预测早期神经功能恶化,但其可靠性、作用机制仍待进一步研究与证实。

本例患者多次应用 MRI、TCD、CT 等进行病情评估,影像学提示大面积脑梗死、脑水肿、高灌注等表现。有研究证明,影像学的一些表现可作为早期神经功能恶化的预测因子。

MRI 在预测 END 的发生方面有一定的作用。Kim 等[23]回顾性分析了 274 名单纯皮质下梗死的患者,评估 MRI 灌注加权像(PWI)和弥散加权像(DWI)之间的不匹配(diffusion-perfusion mismatch,DPM)的预测因子作用,得出 END(+)比在 END(-)组更多地观察到 DPM[21/35(60.0%)

比 50/239（20.9%），$P<0.001$］，且 DPM 也可以预测近期功能障碍的发生。在单纯针对血管再通治疗后患者的研究中，经过多变量分析，证明较大的弥散灌注不匹配量是 END 的独立预测因素[6]，但学者讨论指出，部分患者由于恶性脑水肿等症状的出现导致不匹配量的改变，因此应强调 DMP 在发作后 24 小时内 END 的预测作用。EPITHET 研究[24] 显示，缺血半暗带可以作为 rt-PA 反应良好的标志，而 MRI 是评估其最可靠的手段。曾有研究认为，其可作为 END 的预测因子，近年来针对血管再通治疗后 END 的研究显示[9]，34% 的患者中观察到半暗带，但只有 9% 的半暗带患者出现 END，作者认为其预测价值会受到患者本身血管再通治疗或自发性的再灌注及良性血量不足影响，且缺血半暗带区域血流量减少可能进一步导致梗死灶的扩大。

CT 早期低密度影的存在早在 1997 年就曾被指出是早期恶化的预测指标[25]，ECASS-I 研究显示，24 小时内 CT 上显示的脑水肿，以及涉及 >33% 的 MCA 供血区域的缺血表现是与 END 独立相关的可靠预测因素，大脑中动脉高密度征可以预测不良预后[7]。

溶栓治疗和机械再通近年来被广泛用于缺血性卒中患者的治疗，多项研究观察到血管再闭塞或无再通是 END 发生的另一重要原因，通过 MR 或经颅多普勒对血管再通情况进行相应评估可用于预测 END。Pierre 等[6] 通过多变量分析得出，在发病 24 小时内，rt-PA 治疗后无再通是预测 END 的独立因子（OR=4.18）。而在一项多中心研究中，374 名患者于时间窗内接受了 rt-PA 治疗，使用经颅多普勒评估，其中 END 患者 44 例，其中 36 例持续性动脉闭塞或再闭塞（82%），13 例脑卒中出血（29%），10 例（23%）持续闭塞 / 再闭塞和有症状性脑内出血同时存在。调整后，动脉再闭塞的 END 患者风险为 OR=4.9，持续闭塞 OR=1.7，持续闭塞、部分再通或再闭塞的长期不良结局的患者风险为 OR=5.2。

几项研究显示，大血管阻塞可以作为早期神经功能恶化的主要独立危险因素[26, 27]。在一项 GSSC 研究[27] 中 1964 名患者入组，其中 223 名患者在 48 ～ 72 小时内出现了 NHISS 评分增加大于 4 分，经过多变量分析，显示 ICA 闭塞及供血区域梗死和 MCA（M1）阻塞可作为恶化的独立预测因子，作者认为持续的大动脉阻塞大大增加了 END 的风险。通过 MRA 等手段评估大血管狭窄及阻塞情况，并予以相应的治疗可以有效地预测 END 的发生。

由于 END 具有高发生率及其带来不良预后的风险，所有的急性缺血性卒中患者，都应该进入卒中单元进行治疗，有研究表明，卒中单元的护理可以有效降低 END 发生的风险[14]，而那些有 END 危险因素的患者和具有明显恶化症状的患者应进入神经重症监护区。由于 END 的原因有多种，所有患者均无法单独进行干预。良好的营养支持和注意监测体温、氧合、血糖、血压波动，注意并发感染等护理对于所有急性卒中患者都至关重要。END 发生原因可以使用 NIHSS 进行连续神经学评估和适当选择影像学诊断方式（例如 MRI、CT、CTA、MR 血管造影、经颅多普勒和 EEG）明确[18, 28, 29]。

本例为血管内取栓术及支架置入术后患者，术后血管再通良好。前文曾述脑血管阻塞是 END 重要的独立预测因素之一。血管闭塞导致远端供血区域低灌注，除非建立有效的侧支循环。2017 年发表于《新英格兰医学杂志》的 DAWN 研究显示，使用 CTP 或 DWI 评估核心梗死区及临床严重程度不匹配程度合理地筛选患者后，发病 6～24 小时的前循环梗死患者，血管内取栓叠加内科治疗组患者的早期神经恶化发生率显著低于单纯内科治疗组（14% 比 26%）。因此，尽管缺乏直接的证据，血管内治疗等血管再通手段仍然被认为有可能降低 END 发生率[3]。但在评估手术患者时，使用的影像学方法、选取的时间窗等仍有待更多的研究进一步探索。

本例患者术中及术后一段时间给予替罗非班泵入，术后给予负荷量后持续给予氯吡格雷加阿司匹林双联抗血小板聚集治疗。一些有关血管再通后 END 的研究[6]证实，术后早期应用阿司匹林会降低 END 发生的风险，这可能是由于抗血小板药物可减少微血栓的形成。一项探索性研究[30]比较了氯吡格雷加阿司匹林与单用阿司匹林在发病 72 小时内治疗非心源性缺血性卒中的疗效和安全性，双联抗血小板聚集治疗组早期神经功能恶化发生率小于单独使用阿司匹林治疗组（2.8% 比 5.8%），结果表明双联药物用于预防 END 的发生作用优于单一药物。2015 年的一项研究[31]表明，低分子肝素（LMWH）预防 END 发生及改善远期预后的效果均优于单独应用阿司匹林。但美国 TOAST（Trial of Org 10172 Acute Stroke Treatment）等其他相关研究均未能得出相同结果。尽管其疗效证据尚未得到证实且仍存在安全性问题[32]，临床中仍有使用肝素抗凝治疗缺血性卒中以减少复发性栓塞的情况。AHA/ASA 现有指导意见表明：急性抗凝治疗目的是防止早期复发性卒中，停止神经系统功能恶化或改善急性缺血性卒中的疗效，不推荐用于治疗患者急性缺血性卒中[32]。

本例患者术后第 4 天 CT 检查提示脑疝，神经外科会诊认为有去骨瓣减压手术指征，交代手术获益及风险后家属拒绝手术治疗。END 的可能机制还包括脑水肿、出血转化及痫性发作[18]。颅内压升高占缺血性脑卒中早期恶化的约 19%，缺血性卒中时，脑水肿是细胞毒性的，对类固醇和渗透剂反应较差。内科治疗无效时可使用去骨瓣减压术。去除的骨瓣应该有足够的大小，与缺血水肿的脑组织相匹配，以保证足够的减压效果。症状性出血转化发生在基础治疗的患者中仅占 0.6%，而静脉注射 rt-PA 为 6%，机械取栓为 8%[33, 34]。除更恰当地选择血管内治疗的患者外，目前没有干预措施来减少血管再通术后出血性转化的风险。目前没有证据及指南支持预防性使用抗癫痫药物治疗，但当患者出现癫痫发作时应接受相应的抗癫痫药物治疗以控制发作的时长及频率。

综合以上有关 END 治疗的研究可见，对于卒中后早期神经功能恶化的治疗尚无足够的临床数据或指南指导，大多数研究只是针对其发生的原因给予对症治疗，目前的研究认为密切监测和对卒中的恰当治疗及护理是预防 END 发生的关键。END 的发生会导致不良临床结局，如何对其进行有效的干预，有待进一步的探索。

（杨 波 蔡 媛）

参 考 文 献

［1］Arenillas JF，Rovira A，Molina CA，et al. Prediction of early neurological deterioration using diffusion-and perfusion-weighted imaging in hyperacute middle cerebral artery ischemic stroke. Stroke，2002，33：2197-2203.

［2］Ois A，Martinez-Rodriguez JE，Munteis E，et al. Steno-occlusive arterial disease and early neurological deterioration in acute ischemic stroke. Cerebrovasc Dis，2008，25：151-156.

［3］Helleberg BH，Ellekjær H，Rohweder G，et al. predictors and clinical impact of early neurological deterioration：the protocol of the Trondheim early neurological deterioration study. BMC Neurol，2014，14：201.

［4］Mori M，Naganuma M，Okada Y，et al. Early neurological deterioration within 24 hours after intravenous rt-PA therapy for stroke patients：the Stroke Acute Management with Urgent Risk Factor Assessment and Improvement rt-PA Registry. Cerebrovasc Dis，2012，34：140-146

［5］Grotta JC，Welch KM，Fagan SC，et al. Clinical deterioration following improvement in the NINDS rt-PA Stroke Trial. Stroke，2001，32：661-668.

［6］Pierre S，Guillaume T，Marie T，et al. Unexplained early neurological deterioration after intravenous thrombolysis：incidence，predictors，and associated factors. Stroke，2014，45：2004-2009.

［7］Dávalos A，Toni D，Iweins F，et al. Neurological deterioration in acute ischemic stroke：potential predictors and associated factors in the European cooperative acute stroke study（ECASS）I. Stroke，1999，30：2631-2636.

[8] Hwang YH，Seo JG，Lee HW. et al. Neurological deterioration following intravenous recombinant tissue plasminogen activator therapy in patients with acute lacunar stroke. Cerebrovasc，2008，26：355-359.

[9] Simonsen CZ，Schmitz ML，Madsen MH，et al. Early neurological deterioration after thrombolysis：clinical and imaging predictors. Int J Stroke，2016，11（7）：776-782.

[10] Barber M，Wright F，Stott DJ，et al. Predictors of early neurological deterioration after ischaemic stroke：a case-control study. Gerontology，2004，50：102-109.

[11] Tanaka R，Ueno Y，Miyamoto N，et al. Impact of diabetes and prediabetes on the short-term prognosis in patients with acute ischemic stroke. J Neurol Sci，2013，332：45-50.

[12] Berge E，Cohen G，Lindley RI，et al. Effects of blood pressure and blood pressure-lowering treatment during the first 24 hours among patients in the Third International Stroke Trial of Thrombolytic Treatment for Acute Ischemic Stroke. Stroke，2015，46：3362-3369.

[13] Castillo J，Leira R，García MM，et al. Blood pressure decrease during the acute phase of ischemic stroke is associated with brain injury and poor stroke outcome. Stroke，2004，35：520-526.

[14] Roquer J，Rodríguez-Campello A，Gomis M，et al. Acute stroke unit care and early neurological deterioration in ischemic stroke. J Neurol，2008，255：1012-1017.

[15] Lin LC，Fann WC，Chou MH，et al. Urine specific gravity as a predictor of early neurological deterioration in acute ischemic stroke. Med Hypotheses，2011，77：11-14.

[16] Bhatia K，Mohanty S，Tripathi BK，et al. Predictors of early neurological deterioration in patients with acute ischaemic stroke with special reference to blood urea nitrogen（BUN）/creatinine ratio & amp；urine specific gravity. Indian J Med Res，2015，141（3）：299-307.

[17] Kim YD，Choi HY，Jung YH，et al. The ischemic stroke predictive risk score predicts early neurological deterioration. J Stroke Cerebrovasc Dis，2016，25：819-824.

[18] Thanvi B，Treadwell S，Robinson T. Early neurological deterioration in acute ischaemic stroke：predictors，mechanisms and management. Postgrad Med J，2008，84：412-417.

[19] Ryu WS，Schellingerhout D，Jeong SW，et al. Association between serum lipid profiles and early neurological deterioration in acute ischemic stroke. J Stroke Cerebrovasc Dis，2016，25：2024-2030.

[20] Kwon HM，Lim JS，Park HK，et al. Hypertriglyceridemia as a possible predictor of early

neurological deterioration in acute lacunar stroke. J Neurol Sci, 2011, 309: 128-130.

［21］Kwon HM, Lee YS, Bae HJ, et al. Homocysteine as a predictor of early neurological deterioration in acute ischemic stroke. Stroke, 2014, 45: 871-873.

［22］Vila N, Castillo J, Dávalos A, et al. Levels of anti-inflammatory cytokines and neurological worsening in acute ischemic stroke. Stroke, 2003, 34: 671-675.

［23］Kim JP, Kim SJ, Lee JJ, et al. Diffusion-perfusion mismatch in single subcortical infarction: a predictor of early neurological deterioration and poor functional outcome. Eur Neurol, 2015, 73: 353-359.

［24］Arsons MW, Christensen S, McElduff P, et al. Pretreatment diffusion-and perfusion-MR lesion volumes have a crucial influence on clinical response to stroke thrombolysis. J Cereb Blood Flow Metab, 2010, 30: 1214-1225.

［25］Toni D. Diagnostic evaluation in the acute phase and the early clinical course//Castillo J, Dávalos A, Toni D, eds. Management of Acute Ischemic Stroke. Barcelona: Springer-Verlag Ibérica, 1997: 16-34.

［26］Yamamoto H, Bogousslavsky J, van Melle G. Different predictors of neurological worsening in different causes of stroke. Arch Neurol, 1998, 55: 481-486.

［27］Weimar C, Mieck T, Buchthal J, et al. for the German Stroke Study Collaboration. Neurologic worsening during the acute phase of ischemic stroke. Arch Neurol, 2005, 62: 393-397.

［28］Rajajee V, Kidwell C, Starkman S, et al. Early MRI and outcomes of untreated patients with mild or improving ischemic stroke. Neurology, 2006, 67: 980-984.

［29］Castillo J, Leira R, Garcia MM, et al. Blood pressure decrease during the acute phase of ischemic stroke is associated with brain injury and poor stroke outcome. Stroke, 2004, 35: 520-526.

［30］Wang C, Yi X, Zhang B, et al. Clopidogrel plus aspirin prevents early neurologic deterioration and improves 6-month outcome in patients with acute large artery atherosclerosis stroke. Clin Appl Thromb Hemost, 2015, 21: 453-461.

［31］Yi X, Chi W, Wang C, et al. Low-molecular-weight heparin or dual antiplatelet therapy is more effective than aspirin alone in preventing early neurological deterioration and improving the 6-month outcome in ischemic stroke patients. J Clin Neurol, 2015, 11: 57-65.

［32］Adams HP, Jr, del Zoppo G, Alberts MJ, et al. Guidelines for the early management of adults with ischemic stroke: a guideline from the American Heart Association/ American Stroke Association Stroke Council, Clinical Cardiology Council,

Cardiovascular Radiology and Intervention Council, and the Atherosclerotic Peripheral Vascular Disease and Quality of Care Outcomes in Research Interdisciplinary Working Groups: the American Academy of Neurology affirms the value of this guideline as an educational tool for neurologists. Circulation, 2007, 115: e478-534.

[33] Smith WS, Sung G, Starkman S, et al. The MERCI Trial Investigators. Safety and efficacy of mechanical embolectomy in acute ischemic stroke: results of the MERCI trial. Stroke, 2005, 36: 1432-1438.

[34] National Institute of Neurological Disorders, Stroke rt-PA Stroke Study Group. The National Institute of Neurological Disorders and Stroke rt-PA Stroke Study Group. Tissue plasminogen activator for acute ischemic stroke. N Engl J Med, 1995, 333: 1581-1587.

9   血管再通后梗死出血转化应如何处理

一、病例摘要

患者男性，63 岁，主要因"右侧肢体无力伴言语不能 4 小时"，以"脑梗死"就诊于急诊。患者晨起活动后（06:00）出现右侧肢体活动障碍、言语不能，此后症状持续，并于 10:00 乘"120"急救车到达医院急诊（发病后 4 小时）；患者血压 180/90mmHg，嗜睡，混合性失语，查体欠合作，右侧鼻唇沟变浅，右侧肢体肌张力增高，肌力 1 级，右侧病理征阳性。就诊时 NIHSS 评分 15 分（意识水平 1 分＋意识水平提问 2 分＋面瘫 1 分＋右上肢 4 分＋右下肢 4 分＋失语 3 分）。

患者既往高血压 6 个月，平素收缩压最高 180mmHg，舒张压不详，口服氯沙坦钾片每日 1 片，收缩压控制于 140mmHg。

患者来院后立即于 10:10（发病后 4 小时 10 分钟）完成急诊头颅 CT 检查，未见明显低密度灶（图 9-1）。遂立即进入脑血管病绿色通道，完善头颅多模式 MR 检查，DWI 显示左侧基底核区、内囊高信号，MRA 亦显示左侧颈内动脉闭塞。经溶栓小组及介入科讨论后考虑行血管内治疗。

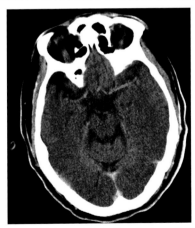

图 9-1　头颅 CT（发病后 4 小时 10 分钟）

未见明显低密度灶

　　患者术前血压 140/80mmHg，于发病后 5 小时在导管室股动脉穿刺成功，全脑 DSA 示左侧颈内动脉（left internal carotid artery，LICA）闭塞（图 9-2）。遂行"经皮 LICA C1 段支架置入术＋左侧大脑中动脉（left middle cerebral artery，LMCA）M2 段机械取栓术"，术中最高血压 160/80mmHg。发病后 5 小时 10 分钟血管开通成功，术后 TICI 分级 3 级（图 9-2）。术后血压 120/80mmHg。

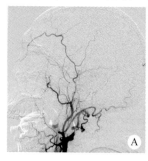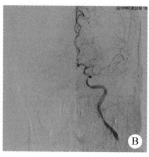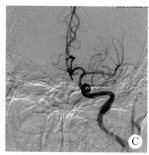

图 9-2　全脑 DSA

A. 术前造影示 LICA C1 段闭塞；B ～ C. 经皮 LICA C1 段支架置入术＋左侧大脑中动脉（LMCA）M2 段机械取栓术后再次造影显示血管开通良好。TICI 分级 3 级

　　术后 40 分钟复查 CT，示左基底核区及放射冠出血（图 9-3）。此后患者送往 NICU，血压右上肢 166/85mmHg、左上肢 140/78mmHg；NIHSS 评分 16 分（意识水平 1 分＋意识水平提问 2 分＋意识水平指令 1 分＋面瘫 1 分＋右上肢 4 分＋右下肢 4 分＋失语 2 分＋感觉 1 分）。术后第 1 天，遵嘱较术后差，NIHSS 评分 17 分（意识水平 1 分＋意识水平提问 2 分＋意识水平指令 2 分＋面瘫 1 分＋右上肢 4 分＋右下肢 4 分＋失语 2 分＋感觉 1 分）。术后 22.5 小时复查头颅 CT，显示血肿部分吸收（图 9-4）。术后第 2 天，意识有所改善，肢体肌力有所恢复，NIHSS 评分 15 分，出现房颤。术后 42.5 小时头颅 CT 示血肿进一步吸收（图 9-5）。术后第 3 天，意识转清，右下肢肌力好转，NIHSS 评分 12 分。术后 2 周出院，神志清楚，可搀扶行走，NIHSS 评分 11 分（意识水平提问 1 分＋视野 1 分＋面瘫 1 分＋右上肢 4 分＋右下肢 1 分＋失语 2 分＋感觉 1 分）。

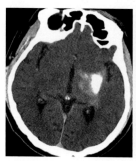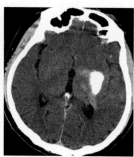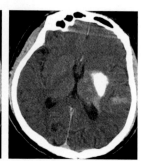

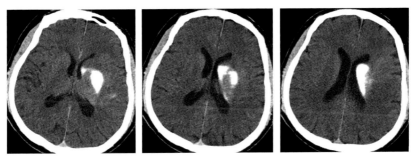

图 9-3 头颅 CT（术后 40 分钟）

左基底核区、放射冠区造影剂滞留（出血可能？）

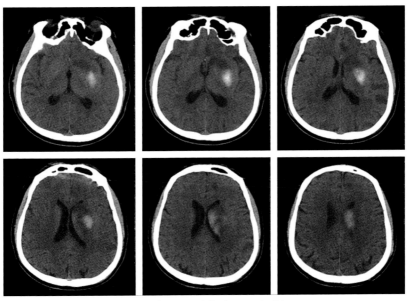

图 9-4 头颅 CT（术后 22.5 小时）

血肿部分吸收，周边可见水肿

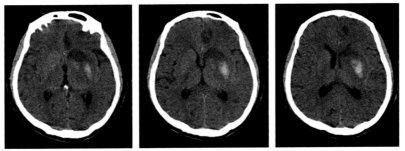

图 9-5 头颅 CT（术后 42.5 小时）

血肿进一步吸收

二、讨论及文献回顾

这是一例脑梗死急性期血管开通治疗后出血转化的病例。出血转化是急性缺血性卒中溶栓或血管内治疗的主要并发症之一。可能与血管壁损伤、再灌注损伤、溶栓药物使用及联合抗血小板、抗凝治疗等有关。多发生于溶栓后 36 小时内。一般认为超时间窗、术前血压偏高（收缩压 >180mmHg，舒张压 >100mmHg）、脑 CT 已显示低密度改变的卒中患者接受溶栓或血管内治疗易发生出血转化[1]。有研究显示血管内治疗前 ASPECTS<7 分，血管内治疗术后前向血流优于 TIMI2 的患者是出血转化的高危人群，接受多模式血管再通治疗更易发生出血转化，入院高血糖及责任血管成串联型闭塞也是术后出血转化的危险因素[2]。颈动脉支架和颅内动脉取栓术联合治疗串联病变引起的急性卒中，强化抗血小板聚集治疗都可能增加颅内出血的发生率[3,4]。

该患者虽然在 6 小时"时间窗"内及时行血管内治疗，但术前 CT 显示部分皮质密度减低；术前血压高，并联合抗血小板治疗；术中行"LICA C1 段支架置入术 +LMCA M2 段机械取栓术"联合治疗串联病变。这些不利因素均增加出血转化的风险。严格筛选适合的患者能最大程度降低血管再通术后出血转化的发生。

积极的血压管理是减少术后出血转化的重要措施。目前虽无明确证据支持对这部分患者如何进行血压管理，临床中我们部分参考自发性出血脑出血的管理策略，INTERACT Ⅰ研究结果表明对于自发性脑出血早期强化降压不仅能够防止血肿扩大，且具有良好的安全性，即脑出血早期降压超过 15% 或 20% 并不增加神经功能恶化或死亡等不良预后[5]。INTERACT Ⅱ研究结果显示强化降压组（收缩压低于 140mmHg）与对照组（收缩压低于 180mmHg）在 90 天时的病死率并无显著性差异。但关键次要终点 mRS 评分的有序分析提示强化降压组有明显获益（P=0.04）[6]。2015 年 AIIA/ASA 最新版自发性脑出血指南中推荐对于收缩压在 150 ～ 200mmHg 的自发性脑出血患者，在无降压治疗禁忌的情况下将收缩压快速降至 140mmHg 是安全的，并可能改善患者的功能预后[7]。

在由于近端颅内血管阻塞引起的急性缺血性卒中患者中，基线血压不影响血管内治疗的益处或安全性，尽管血压是这些患者不良结局的独立预后因素。我们没有理由因为血压高拒绝或延迟血管内治疗[8]。术前血压控制在 180/105mmHg 以下；血管开通后对于高血压患者应控制血压低于基础血压 20 ～ 30mmHg 水平，但不应低于 90/60mmHg[9]。血管再通情况良好（梗死部位前向血流修正脑梗死溶栓分级，mTICI>2b/3 级）的患者应在术后 24 小时内控制收缩压 <140mmHg 以减少出血转化的风险。对于血管再通情况较差（mTICI 分级 2a 级以下）的患者，我们建议血压维持较高水平，以利于侧支循环的建立。血管内治疗术后患者宜采用定量化并快速平稳的静脉降压方案。临床常选用 ACEI、ARB、α 或 β 受体拮抗剂等。α 受体拮抗剂既能通过静脉注射达到快速降压效果，又可持续泵入，并具有较好的平稳性，同时无明显颅内压影响。

目前临床应用多参数监护仪对患者的生命体征进行连续动态监护。溶栓前收缩压 <180mmHg，舒张压 <100mmHg，对于溶栓后血管再通较好（TICI>2b 级）或者行血管成形术和 / 或支架置入术的患者，为预防过度灌注综合征，血压控制在 <140/90mmHg，高危患者控制在 <120/80mmHg。在血管内手术期间实现完全再灌注的患者中，术后 24 小时内持续血压控制可以提高 3 个月的功能恢复[10]。应根据患者的血管再通程度，缺血脑组织的侧支血流量和术后脑梗死程度进行个体化降压治疗。

（赵晓春）

参 考 文 献

[1] Jauch EC, Saver JL, Adams HP, et al. Guidelines for the early management of patients with acute ischemics stroke: a guideline for healthcare professionals from the American Heart Association/ American Stroke Association. Stroke, 2013, 44（3）: 870-947.

[2] Vora NA, Gupta R, Thomas AJ, et al. Factors predicting hemorrhagic complications after multimodal reperfusion therapy for acute ischemic stroke. Am J Neuroradiol, 2007, 28（7）: 1391-1394.

[3] Heck DV, Brown MD. Carotid stenting and intracranialsive antiplatelet therapy may be associated with a high incidence of intracranial hemorrhage. J Neurointerv Surg, 2015, 7（3）: 170-175.

[4] Aghaebrahim A, Jovin T, Jadhav AP, et al. Endovascular recanalization of complete subacute to chronic atherosclerotic occlusions of intracranial arteries. J Neurointerv Surg, 2014, 6（9）: 645-648.

[5] Delcourt C, Huang Y, Arima H, et al. Hematoma growth and outcomes in intracerebral hemorrhage: the INTERACT1 study. Neurology, 2012, 79（4）: 314-319.

[6] Delcourt C, Huang Y, Wang J, et al. The second（main）phase of an open, randomised, multicentre study to investigate the effectiveness of an intensive blood pressure reduction in acut crebral hamorrhage trial trial（INTERACT2）. Int J Stroke,

2010, 5（2）: 110-116.

[7] Hemphll JC, Greenberg SM, Anderson CS. Guidelines for the management of spontaneous intracerebral hemorrhage: a guideline for healthcare professionals from The American Heart Association/ American Stroke Association. Stroke, 2015, 46（7）: 2032-2060.

[8] Maxim M, Saliha E, Hester FL. Baseline blood pressure effect on the benefit and safety of intra-arterial treatment in MR CLEAN（Multicenter Randomized Clinical Trial of Endovascular Treatment of Acute Ischemic Stroke in the Netherlands）. Stroke, 2017, 48: 1869-1876.

[9] 刘新峰，蒲传强. 中国急性缺血性脑卒中早期血管内介入诊疗指南. 中华神经科杂志，2015, 48（5）: 356-361.

[10] Nitin G, Georgios T, Abhi P, et al. Blood pressure levels post mechanical thrombectomy and outcomes in large vessel occlusion strokes. Neurology, 2017, 89: 1-8.

10 心源性卒中血管再通术后何时启动抗凝治疗

一、病例摘要

患者女性，60 岁，主要因"左侧肢体无力 1.5 小时"，以"脑梗死"就诊于医院急诊。患者 1.5 小时前（06：00）吃饭时突然左肢无力，言语不清。07：22（发病后 1 小时 22 分钟）到达医院急诊，就诊时 NIHSS 评分 13 分（凝视 1 分＋面瘫 2 分＋左上肢 4 分＋左下肢 4 分＋感觉 1 分＋构音 1 分）。

患者既往有风湿性心脏病病史 3 年，房颤病史 3 年，未抗凝治疗；2013 年脑梗死 1 次，未遗留明显后遗症，后规律口服阿司匹林肠溶片 100mg qd。

患者来急诊后立即于 07：36 完成头颅 CT 检查（图 10-1），显示右侧大脑中动脉局部密度增高；08：00 完成头颅多模式 MR 检查（图 10-2），DWI 示右侧基底核、放射冠片状高信号，ASL 示右侧颞叶、顶叶、额叶 CBF 较对侧降低，SWI 示右侧大脑中动脉水平段低信号影，MRA 示右侧大脑中动脉未显影。

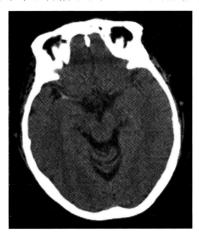

图 10-1　头颅 CT（07：36）

显示右侧大脑中动脉高密度征

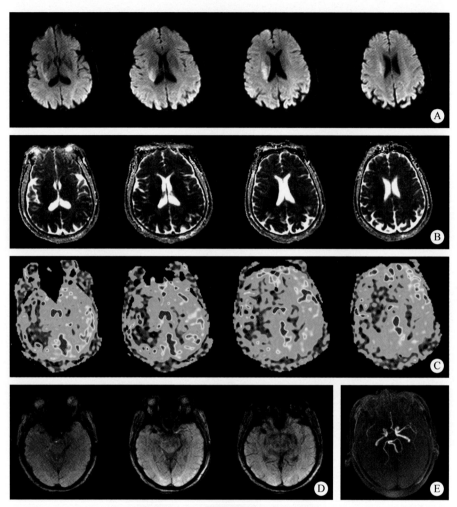

图 10-2　头颅多模式 MR（08：00）

A. DWI 示右侧基底核、放射冠片状高信号；B. ADC 示相应部位低信号影；C. ASL 示右侧颞叶、顶叶、额叶 CBF 较对侧降低，CBF 降低区域大于 DWI 高信号区；D. SWI 示右侧大脑中动脉水平段低信号影；E.MRA 示右侧大脑中动脉未显影

　　溶栓小组评估后于 08：26 给予标准剂量阿替普酶（81mg）静脉溶栓，溶栓完成后患者症状无改善，与介入科协商后建议考虑血管内治疗，遂进一步行全脑 DSA 检查。09：50 股动脉穿刺成功，全脑 DSA（图 10-3）示右侧大脑中动脉 M1 中段以远未见显影，右侧大脑前动脉通过软脑膜支向右侧大脑中动脉代偿供血。为改善右侧大脑中动脉血流灌注，遂行右侧大脑中动脉 M1 段机械取栓术。10：17 血管开通成功，术后 TICI 分级 3 级（图 10-4）。

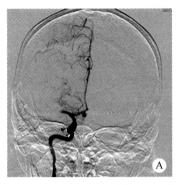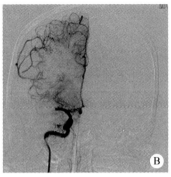

图 10-3　术前全脑 DSA

右侧大脑中动脉 M1 中段以远未见显影，右侧大脑前动脉通过软脑膜支向右侧大脑中动脉代偿供血

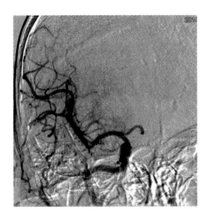

图 10-4　术后全脑 DSA

右侧大脑中动脉血管开通成功，术后 TICI 分级 3 级

　　术后患者转入 NICU 进一步治疗，术后 NIHSS 评分 7 分（凝视 1 分＋面瘫 2 分＋左上肢 1 分＋左下肢 1 分＋感觉 1 分＋构音障碍 1 分），术后 24 小时 NIHSS 评分 3 分（面瘫 1 分＋感觉 1 分＋构音障碍 1 分）。术后 24 小时复查头颅多模式 MR（图 10-5）：DWI 示右侧基底核、右侧放射冠片状高信号影；ASL 示病灶区 CBF 降低，范围较前略缩小；SWI 示右侧基底核病灶内小片状低信号改变，提示出血转化；MRA 示右侧大脑中动脉显影良好。超声心动图示风湿性心脏瓣膜病、二尖瓣轻度狭窄伴轻度关闭不全、双心房增大。考虑患者脑梗死伴出血转化，术后 24 小时给予阿司匹林 100mg 抗血小板聚集治疗。术后 72 小时复查头颅 CT（图 10-6）：右侧基底核、右侧放射冠片状低密度影，边界模糊，后每天给予阿司匹林肠溶片 100mg、氯吡格雷 75mg（首

次 300mg 负荷量）。出院查体：神志清，构音略不清，左侧中枢性面瘫，左侧肢体 5⁻ 级，双侧肢体浅感觉对称，NIHSS 评分 2 分。出院后建议继续双抗治疗，病程 3 个月后改用华法林抗凝治疗。

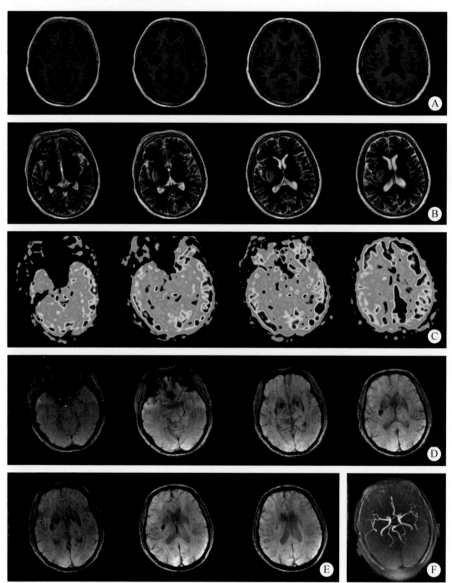

图 10-5　复查头颅多模式 MR

A、B.T₁、T₂、DWI 示右侧基底核、放射冠梗死灶；C.ASL 示病灶区 CBF 降低，范围较前略缩小；D、E.SWI 示右侧大脑中动脉水平段低信号影消失，右侧基底核病灶内小片状低信号改变；F.MRA 示右侧大脑中动脉显影良好

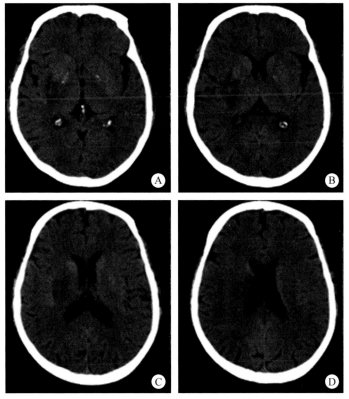

图 10-6 复查头颅 CT（术后 72 小时）

右侧基底核、放射冠梗死灶

二、讨论及文献回顾

这是一例心源性卒中先静脉溶栓后血管内机械取栓的桥接治疗案例。2015 年 AHA/ASA 急性缺血性卒中早期血管内治疗指南[1]及《急性缺血性卒中血管内治疗中国指南 2015》[2]均推荐 6 小时内前循环大血管闭塞引起的急性脑梗死应给予桥接治疗。而心源性卒中大部分堵塞颅内大血管，梗死面积大，NIHSS 评分高，发病时间多明确，如果在时间窗内大部分患者适合行血管内治疗。本患者有明确的风湿性心脏病、房颤病史，活动中急性发病，NIHSS 评分大于 6 分，ASPECTS 8 分，MRA 证实右侧大脑中动脉闭塞，PWI 和 DWI 不匹配，时间窗在 3 小时之内，故先给予静脉溶栓，后给予血管内机械取栓治疗，血管成功再通后症状明显改善，下一步问题是术后何时启动抗凝治疗。

目前指南对心源性卒中患者血管内治疗术后抗凝治疗无明确的建议，由于缺乏心源性卒中血管内治疗后抗凝时机选择的证据，《急性缺血性卒中血管内治疗术后监护与管理中国专家共识》[3] 建议接受血管内介入治疗的合并非瓣膜性房颤的心源性栓塞患者可部分参照急性缺血性卒中抗栓治疗策略。心源性卒中后早期复发风险较高[4]，各家指南也高级别地推荐抗凝治疗预防心源性卒中复发。而早期抗凝治疗增加颅内出血风险，特别是大面积梗死病灶患者出血风险更高，所以通常根据梗死面积大小决定开始抗凝时间，面积小早期启动抗凝，面积大延迟启动抗凝。但研究[5] 发现大面积梗死患者颅内出血风险高，同样早期缺血复发风险也高，提示大面积梗死患者不能因为出血风险高而延误抗凝时机。如何平衡抗凝治疗的获益及风险，何时是心源性卒中后抗凝治疗最佳时机，目前仍无明确的答案。

Paciaroni 等[6] 对 7 项关于心源性卒中早期抗栓治疗的随机对照研究进行了荟萃分析，共分析了 4624 例患者，其中抗凝治疗组在卒中后 48 小时内给予肝素、低分子肝素或者类肝素抗凝，未抗凝组在相应时间给予阿司匹林或者安慰剂。结果显示，与非抗凝患者相比，抗凝治疗 90 天的死亡率和残疾率无明显优势（73.5% 比 73.8%，$P=0.9$），两组 7 ～ 14 天缺血性卒中复发率也无明显差异（3.0% 比 4.9%，$P=0.09$），但 7 ～ 14 天内颅内出血率抗凝治疗组明显高于非抗凝组（2.5% 比 0.7%，$P=0.02$）。提示 48 小时内早期低分子肝素抗凝治疗并没有降低心源性栓塞的死亡率、残疾率及缺血性卒中复发率，反而增加症状性颅内出血率。Abdul-Rahim 等[7] 回顾性分析了 1644 例 VISTA 卒中登记数据库中合并房颤的急性脑梗死患者，其中 581 例给予单独抗凝治疗（华法林或者其他维生素 K 拮抗剂），162 例给予单独抗血小板（水杨酸衍生物或者双嘧达莫）治疗，782 例给予联合抗凝和抗血小板治疗，182 例没有给予任何抗栓治疗。研究结果显示缺血性卒中复发和症状性颅内出血在发病 2 天内风险最高，卒中后 2 ～ 3 天给予抗凝和小剂量抗血小板治疗，90 天内的卒中复发风险更低且没增加症状性颅内出血风险。

RAF 研究[5] 是一项前瞻性观察研究，纳入了 1029 例急性脑梗死合并房颤患者，调整 Cox 回归分析发现，与起始抗凝时间在发病 4 天内或者 14 天后相比，急性卒中后 4 ～ 14 天给予抗凝能显著降低所有卒中复发率及死亡率等主要研究终点事件（HR=0.53，95%CI 0.3 ～ 0.93），包括降低所有缺血事件（如脑梗死、TIA、外周系统性栓塞）（HR=0.43，95%CI 0.19 ～ 0.97），但不增加出血风险，提示房颤所致卒中二级预防初始抗凝最佳时机在卒中后 4 ～ 14 天。此研究还发现大面积梗死患者推迟抗凝可能增加缺血复发风险，而 90 天终点事件发生率随 CHA2DS2-VASc 评分增加而呈线性增加，建议不应该根据病灶大小决定抗凝启动时间，要根据 CHA2DS2-VASc 评分决定抗凝启动时间。但 RAF 研究中大部分年龄大或者严重卒中患者未给予抗凝治疗或者推迟抗凝开始时间，所以临床抗凝启动时间仍要根据患者卒中严重程度、卒中危险因素高低、出血风险等因素综合考虑。

2016 年欧洲心脏病学会房颤管理指南[8]基于既往专家共识而非前瞻性数据建议缺血性卒中后的房颤患者，抗凝时机取决于卒中严重程度。对于 TIA 患者，在卒中 1 天后可以给予抗凝治疗，轻度卒中（NIHSS 评分 <8 分）在卒中 3 天后即可启动抗凝，中度卒中（NIHSS 评分 8 ~ 15 分）患者卒中发作 6 天后 CT 或 MR 确认无出血转变后可以启动抗凝，严重卒中（NIHSS 评分 >15 分）12 天后 CT 或 MR 确认无出血转变后可以启动抗凝。

本例患者脑梗死面积不大，发病 24 小时后 NIHSS 评分 3 分，既往有明确的风湿性心脏瓣膜病伴房颤病史，缺血性卒中复发风险高，需要抗凝进行二级预防，根据以上研究和 2016 年欧洲心脏病学会房颤管理指南，启动抗凝时间可以在卒中 3 天后或者 4 天后（启动华法林）。但患者卒中后 24 小时复查磁共振提示有梗死出血转化，脑梗死后伴有出血转化房颤患者或者脑出血的房颤是否需要抗凝及何时启动抗凝也是临床需要探讨的问题。

目前所有房颤抗凝治疗预防卒中的随机对照研究均排除了有颅内出血病史的患者，合并房颤颅内出血患者是否需要抗凝、何时启动抗凝各指南因缺乏相应证据未给予明确的答案。因观察发现伴有脑出血患者缺血风险大于再出血风险[9, 10]，脑出血患者抗凝似乎是可行的。*Circulation* 2015 年发表一篇关于非瓣膜病房颤伴发颅内出血患者口服抗凝剂后卒中复发、出血的观察性研究[11]，纳入了 1752 例患者观察一年，发现与未抗栓治疗及抗血小板聚集治疗相比，抗凝治疗组全因死亡的发生率明显降低，出血风险没有升高，结果提示伴有颅内出血的房颤患者重新启动抗凝是获益的，可降低缺血性卒中系统性栓塞风险及死亡风险（HR=0.55，95%CI 0.39 ~ 0.78）。Ottosen 等[12]的研究结果也支持这一观点，伴有房颤或者人工瓣膜或者深静脉血栓等有抗凝指征的脑出血患者出院后口服抗凝剂可降低死亡风险（HR=0.59，95% CI 0.43 ~ 0.82）和栓塞风险（HR=0.58，95% CI 0.35 ~ 0.97），但没有增加出血风险（HR=0.65，95%CI 0.41 ~ 1.02），而脑出血后服用抗血小板聚集药却没有改善临床结局。近期一项荟萃分析[13]，分析了 8 个脑出血后抗凝的研究，结果也显示重新启动维生素 K 拮抗剂抗凝治疗可显著降低栓塞事件风险（RR=0.34，95%CI 0.25 ~ 0.45），而不增加脑出血复发风险。所以从目前观察性研究来看房颤脑出血后重启抗凝可能获益更大。

何时启动抗凝治疗也是需要探讨的问题，不同的研究结果不一致。一项回顾性研究[14]分析了 234 例华法林相关性脑出血患者的资料，重启抗凝中位时间 5.6 周，59 例患者重启华法林抗凝，重启华法林增加脑出血复发风险（HR=5.6，95%CI 1.8～17.2），但降低缺血性卒中风险（HR=0.11，95%CI 1.8～17.2），得出 10～30 周重启抗凝的出血和缺血风险最低。另一个研究[15]分析了 492 例患者，结果显示 3 天内抗凝出血风险高，3 天后启动抗凝血栓风险高，建议栓塞高风险患者应在脑出血 3 天后重启抗凝。这两个研究均为回顾性研究，样本小、质量低。近期 Stroke 发表了一篇分析合并房颤的脑出血抗栓治疗的时机与严重血栓、出血和其他原因所致死亡之间关系的研究论文[16]，该研究纳入 2619 例合并首次脑出血房颤患者，结果也同样显示高风险的患者抗凝治疗降低 3 年内栓塞风险，未显著增加严重出血的风险。高风险的房颤患者脑出血后 8 周启动抗凝治疗 3 年内血管性死亡和卒中复发的总风险明显低于不启动抗凝治疗（高风险女性抗凝 17% 比不抗凝 28.6%，高风险的男性抗凝 14.3% 比不抗凝 23.6%），得出结论：房颤合并脑出血后 7～8 周启动抗凝治疗获益最大。

本患者在桥接治疗后出血转化，暂时不宜抗凝，但按照目前的研究结果，合并脑出血的房颤患者抗凝治疗长期可能是获益的，可在出血转化后 7～8 周给予抗凝。患者本次发病前一直口服阿司匹林，根据 ACTIVEA 研究结果[17]，对于不宜应用华法林或者不愿抗凝的房颤患者，阿司匹林联合氯吡格雷双抗治疗优于单药阿司匹林治疗。并且考虑本患者血管内取栓治疗过程中，可能对血管内膜有损伤，本患者在启动抗凝前，卒中 72 小时后给予阿司匹林联合氯吡格雷双联抗血小板，3 个月后启动抗凝治疗。

总结：根据尚缺乏接受血管内治疗的心源性卒中患者术后抗凝治疗的临床研究，术后抗凝治疗参考急性缺血性卒中抗栓治疗策略。房颤伴发缺血性卒中抗凝时机缺乏随机对照研究，不推荐过早抗凝治疗，应综合权衡卒中再发及出血转化风险后进一步决定。脑出血转化后重启抗凝可能是获益的，但重启抗凝时间不同研究结果不同。考虑目前研究多是回顾性分析，结果可能受到混杂因素的影响，需要样本量大的随机对照研究进一步证实。

（刘海艳）

参 考 文 献

［1］Powers WJ，Derdeyn CP，Biller J，et al. American Heart Association Stroke Council. 2015 AHA/ASA focused update of the 2013 guidelines for the early management of patients with acute ischemic stroke regarding endovascular treatment：a guideline for healthcare professionals from the American Heart Association/American Stroke Association. Stroke，

2015，46：3030-3035.

［2］高峰，徐安定.急性缺血性卒中血管内治疗中国指南2015.中国卒中杂志，2015，10（7）：590-606.

［3］中国卒中学会重症脑血管病分会专家撰写组.急性缺血性脑卒中血管内治疗术后监护与管理中国专家共识.中华医学杂志，2017，（3）97：162-172.

［4］Awadh M，MacDougall N，Santosh C，et al. Early recurrent ischemic stroke complicating intravenous thrombolysis for stroke. Stroke，2010，41：1990-1995.

［5］Maurizio P，Giancarlo A，Nicola F，et al. Early recurrence and cerebral bleeding in patients with acute ischemic stroke and atrial fibrillation effect of anticoagulation and its timing：the RAF Study. Stroke，2015，46：2175-2182.

［6］Paciaroni M，Agnelli G，Micheli S，et al. Efficacy and safety of anticoagulant treatment in acute cardioembolic stroke：a meta-analysis of randomized controlled trials. Stroke，2007，38：423-430.

［7］Abdul-Rahim AH，Fulton RL，Frank B，et al. Association of improved outcome in acute ischaemic stroke patients with atrial fibrillation who receive early antithrombotic therapy：analysis from VISTA. European Journal of Neurology，2015，22：1048-1055.

［8］Kirchhof P，Benussi S，Kotecha D，et al. 2016 ESC guidelines for the management of atrial fibrillation developed in collaboration with EACTS. Europace，2016，18（11）：1609-1678.

［9］Flynn RW，MacDonald TM，Murray GD，et al. Prescribing antiplatelet medicine and subsequent events after intracerebral hemorrhage. Stroke，2010，41：2606-2611.

［10］Pennlert J，Eriksson M，Carlberg B，et al. Long-term risk and predictors of recurrent stroke beyond the acute phase. Stroke，2014，45：1839-1841.

［11］Nielsen PB，Larsen TB，Skjøth F，et al. Restarting anticoagulant treatment after intracranial hemorrhage in patients with atrial fibrillation and the impact on recurrent stroke，mortality，and bleeding：a nationwide cohort study. Circulation，2015，132：517-525.

［12］Ottosen TP，Grijota M，Hansen ML，et al. Use of antithrombotic therapy and long-term clinical outcome among patients surviving intracerebral hemorrhage. Stroke，2016，47：1837-1843.

［13］Murthy SB，Gupta A，Merkler AE，et al. Restarting anticoagulant therapy after intracranial hemorrhage：a systematic review and meta-analysis. Stroke，2017，48（6）：1594-1600.

［14］Majeed A，Kim YK，Roberts RS，et al. Optimal timing of resumption of warfarin after intracranial hemorrhage. Stroke，2010，41：2860-2866.

[15] Hawryluk GW，Austin JW，Furlan JC，et al. Management of anticoagulation following central nervous system hemorrhage in patients with high thromboembolic risk. J Thromb Haemost，2010，8：1500-1508.

[16] Johanna P，Rosanna O，Kjell A，et al. Optimal timing of anticoagulant treatment after intracerebral hemorrhage in patients with atrial fibrillation. Stroke，2017，48：314-320.

[17] Connolly SJ，Pogue J，Hart RG，et al. Effect of clopidogrel added to aspirin in patients with atrial fibrillation. N Engl J Med，2009，360（20）：2066-2078.

11　血管内治疗无效再通是何原因

一、病例摘要

患者男性，67 岁，主要因"言语不能、右侧肢体无力 4 小时"，以"脑梗死"就诊于医院急诊。患者于发病当天 11：00 买菜时突发言语不能、右侧肢体无力，此后症状持续，遂于 15：00 被家人送至医院急诊。入院查体：血压 142/81mmHg，神志模糊，完全混合性失语，右侧中枢性面、舌瘫。右侧肢体肌力 0 级，双侧巴氏征未引出。NIHSS 评分 15 分（意识 2 分 + 面瘫 2 分 + 上肢 4 分 + 下肢 4 分 + 语言 3 分）。

患者既往有主动脉夹层病史，主动脉置换并支架置入术后 1 年，术后一直服用华法林 3mg qd、硝苯地平 30mg qd，监测 INR 在 1.5 ～ 2.0。十二指肠溃疡病史 35 年，已治愈。

来急诊后立即于 15：20 完善头颅 CT 检查，未见明显异常（图 11-1），随后于 15：40 完善头颅多模式 CT 检查（图 11-2、图 11-3），示左侧大脑中动脉起始处接近闭塞，流域内低灌注表现。经讨论后拟行血管内治疗。

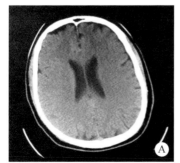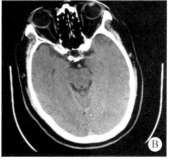

图 11-1　头颅 CT 平扫（发病后 4 小时 20 分钟）

未见明显低密度改变

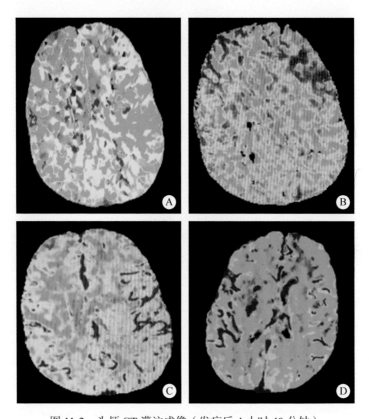

图 11-2　头颅 CT 灌注成像（发病后 4 小时 40 分钟）

A ～ D. 依次为脑血流量（CBF）、脑血流容积（CBV）、平均通过时间（MTT）、达峰时间（TTP），
可见斑片状 TTP、MTT 延长，CBF 下降，CBV 升高。提示左侧 MCA 流域血流灌注减少

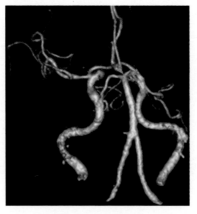

图 11-3　头颅 CTA

显示左侧大脑中动脉闭塞

　　患者送至导管室后于 16：10 完成股动脉置管，术中造影示左侧大脑中动脉 M1 段闭塞（图 11-4），给予左侧大脑中动脉 M1 段支架辅助取栓术，17：10完成责任血管取栓操作，血管完全再通后转出。

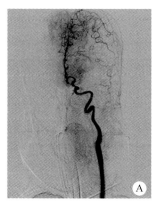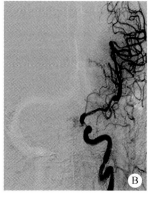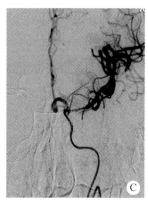

图 11-4　全脑 DSA

A. 术前示左侧大脑中动脉 M1 段以远未显影；B、C. 支架取栓后显示左侧大脑前动脉、左侧大脑中动脉完全开通

　　全麻苏醒后转入 NICU，当时查体：血压 140/80mmHg，昏睡，完全混合性失语，眼球居中，右侧上肢肌力 0 级，右侧下肢肌力 2 级，左侧肢体肌力 5 级，右侧肌张力低，右侧病理征阳性。NIHSS 评分 20 分。术后给予替罗非班 5ml/h。术后第 1 天患者仍然处于昏睡状态，NIHSS 评分 22 分。术后 24 小时复查头颅CT（图 11-5），示左侧岛叶皮质及额颞叶梗死，并出血性转化；左侧小脑半球、左额叶陈旧性梗死灶。术后给予抗凝及对症治疗。

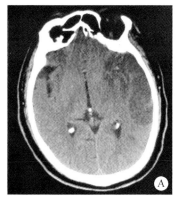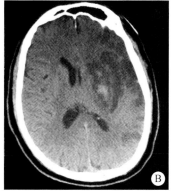

图 11-5　头颅 CT（术后 24 小时）

左侧岛叶皮质及额颞叶梗死，并出血性转化

　　2 周后患者病情稳定，转入康复医院继续治疗，出院时患者仍昏睡，NIHSS 评分 22 分，3 个月后随访 mRS 评分 5 分。

二、讨论及文献回顾

　　这是急性脑梗死治疗后无效再通的典型病例。近年来脑梗死急性期血管开通治疗已成为研究的热点，特别是 2015 年以来《新英格兰医学杂志》先后发表了 5 项支架机械取栓治疗急性缺血性卒中的随机对照研究，分别是 MR CLEAN[1]、ESCAPE[2]、EXTEND-Ⅰ A[3]、SWIFT PRIME[4] 和 REVASCAT[5]，这些研究发现，对于发病 6 小时内前循环大血管的狭窄或闭塞、符合适当的影像学标准及良好的侧支循环状态患者，血管内支架取栓技术可以明显改善缺血性卒中患者 3 个月的预后。然而尽管采取积极的取栓治疗并获得血管再通，仍有部分患者难以获得预期的良好预后。Hussein 等[6] 在荟萃分析早期血管内治疗 RCT 结果时发现脑梗死急性期血管开通后上述患者所占的比例是 49%，并将其定义为无效再通（futile reperfustion）。Hussein 等在文献中给出了无效再通定义：尽管脑血管造影提示血管达到了良好的再通（Qureshi 0 级或者 TIMI 3 级），但是患者没有达到良好的功能预后（1 ~ 3 个月内 mRS 评分达 3 分以上）。其他研究定义良好的再通为 Qureshi 0 级或者 TIMI 2b 级或 3 级。血管内治疗费用高昂，无效再通的发生对于医患均是令人沮丧的结局，如何对无效再通进行早期预测显得十分重要，这样可以避免不必要的医疗资源浪费，以及减少过度的医疗花费。

　　Hussein 等[6] 通过多中心的前瞻性队列研究结果发现，无效再通与年龄 >70 岁（OR=4.4，95% CI 1.9 ~ 10.5，$P<0.0008$）和初始 NIHSS 评分 10 ~ 19 分（OR=3.8，95% CI 1.7 ~ 8.4，$P<0.001$），以及初始 NIHSS 评分 20 分（OR=64.4，95% CI 28.8 ~ 144，$P<0.0001$）密切相关。

　　Shi 等[7] 分析了 MERCI（the Multi Mechanical Embolus Removal in Cerebral Ischemia）亚组数据发现，无效再通与年龄（OR=1.04，95%CI 1.02 ~ 1.06，每增加一年），NIHSS 评分（OR=1.08，95%CI 1.02 ~ 1.15，每增加一分）和从患者发病到血管开通的时间（OR=1.11，95%CI 1.01 ~ 1.22，每增加 30 分钟延迟）达到 5 小时以上密切相关，所有患者如果出现症状性颅内出血都会导致无效再通。

　　Gilberti 等[8] 按照 Swieten Scale 评分将脑白质疏松分为中重度组（2 ~ 4 分）和无或轻度组（0 ~ 1 分），终点事件为症状性颅内出血及 90 天 mRS 评分。根据影像学资料、临床数据及结果进行单因素和多因素分析，32.4% 的患者出现无效再通，通过多元回归分析发现中重度白质疏松是无效再通的独立危险因素（*P*=0.01）。而且，单独进行血管内机械再通治疗结束后基线 NIHSS 评分与无效再通密切相关。

Tateishi 等[9] 连续入组急性前循环脑梗死成功再通达到 TIMI 2b 级或 3 级的患者，大面积脑白质深部的梗死病灶定义为初始 DWI 示高密度异常信号，主要位于侧脑室前角和后角之间，同时记录 CTaspect 评分和梗死体积。结果提示与有效再通相比，无效再通与年龄（中位年龄 74 岁比 58 岁，*P*=0.053），较高的 NIHSS 评分（中位评分 17 分比 9 分，*P*=0.042）相关，与大的脑白质深部的梗死病灶密切相关（45% 比 9%，*P*=0.022），回归分析提示脑白质深部大的梗死病灶是无效再通的独立预测危险因素。

Tolulope 等[10] 利用来自 ESCAPE 研究（Endovascular Treatment for Small Core and Anterior Circulation Proximal Occlusion With Emphasis onMinimizing CT to Recanalization Times）的数据，对成功再通的急性脑梗死患者就入院时及第 1、2、5、30 天进行卒中严重程度的评估，分别在 30 天和 90 天进行 mRS 评分；再就第 2、5、30 天评估的 NIHSS 评分建立以连续测量为基础的分组模型进行三组亚组分析，准确记录基线 NIHSS 评分、梗死体积、24 小时 NIHSS 评分的改变，对每一个亚组又根据记录时疾病的严重程度与入院时对比分成无改进、较小改进、较大改进三组并对他们 90 天预后结局利用 Logistic 回归进行分析。结果发现第 2 天分组模型较大改进组可以最精确地预测 90 天 mRS<2 分评分达到 84.5%，所以连续评估发病第 2 天 NIHSS 评分并早期神经功能恢复较好的患者是判断远期神经功能的预测因子。

Espinosa de Rueda 等[11] 回顾了前循环连续入组的患者，对成功再通患者进行头颅多模式 CT 研究，分别通过 CT 平扫、CT 血管造影、脑血流量（CBF）和脑血流体积（CBV）及 CBV-CBF 不匹配图进行 ASPECTS，在 CTA 上通过对大脑中动脉流域的侧支循环进行评估分成好和坏（≤ 50% 或 >50%）两组，无效再通定义为尽管重新再通但 3 个月 mRS 评分 >2 分。这项研究共评估了 150 例患者，其中 57% 的患者出现无效再通，这些患者都有较低的 ASPECTS 及较差的侧支循环（*P*<0.001）。在他们当中，CBV 显示最大的曲线面积，说明敏感性和特异性最强（0.83，95% CI 0.76～0.88），在多因素分析中，CT 血管造影≤ 5、CBV ≤ 6 和较差的侧支循环是无效再通的独立预测危险因素。这三项参数补充混合分数提示 57% 的 1 分患者、89% 的 2 分患者、100% 的 3 分患者出现无效再通，再分层分析提示这种混合分数的计算方法改进了无效再通的预测模型。

本例患者年龄较大（67 岁），既往有高血压病史，入院时 NHISS 评分较高（15 分），血管再通时间长（发病后 9 小时入院），这些都可能是导致患者无效再通的原因。本文通过综述血管内治疗无效再通发生预测的新近研究，发现基于临床指标、影响指标的综合手段有可能最大程度上筛选出无效再通的高发人群，然而这些研究多数为回顾性研究或事后分析，需进一步研究支持上述方法的可靠性。临床医生在实际工作中仍应以临床指南为决策第一标准，有条件的参考这些评估方法，可最大程度地提高血管内治疗的整体获益。

（孙　萍）

参 考 文 献

［1］Berkhemer OA，Fransen PS，Beumer D，et al. A randomized trial of intraarterial treatment for acute ischemic stroke. NEJM，2015，372：11-20.

［2］Goyal M，Demchuk AM，Menon BK，et al. Randomizedassessment of rapid endovascular treatment of ischemic stroke. NEJM，2015，372：1019-1030.

［3］Saver JL，Goyal M，Bonafe A，et al. Stent-retrieverthrombectomy after intravenous t-PA vs. t-PA alone in stroke. NEJM，2015，372：2285-2295.

［4］Campbell BC，Mitchell PJ，Kleinig TJ，et al. Endovasculartherapy for ischemic stroke with perfusion-imaging selection. NEJM，2015，372：1009-1018.

［5］Jovin TG，Chamorro A，Cobo E et al. Thrombectomywithin 8 hours after symptom onset in ischemic stroke. NEJM，2015，372：2296-2306.

［6］Hussein HM，Georgiadis AL，Vazquez G，et al. Occurrence and predictors of futile recanalization following endovascular treatment among patients with acute ischemic stroke：a multicenter study. Am J Neuroradiol，2010，31：454-458.

［7］Shi Z，Liebeskind DS，Xiang B，et al. Predictors of functional dependence despite successful revascularization in large-vessel occlusion strokes. Stroke，2014，45：1977-1984.

［8］Gilberti N，Gamba M，Premi E，et al. Leukoaraiosis is a predictor of futile recanalization in acute ischemic stroke. J Neurol，2017，264（3）：448-452.

［9］Tateishi Y，Wisco D，Aoki J，et al. Large deep white matter lesions may predict futile recanalization in endovascular therapy for acute ischemic stroke. Interv Neurol，2015，3（1）：48-55.

［10］Sajobi TT，Menon BK，Wang M，et al. Early trajectory of stroke severity predicts long-term functional outcomes in ischemic stroke subjects：results from the ESCAPE Trial （Endovascular Treatment for Small Core and Anterior Circulation Proximal Occlusion

With Emphasis on Minimizing CT to Recanalization Times）. Stroke，2017，48（1）：105-110.

[11] Espinosa de Rueda M，Parrilla G，Manzano-Fernández S，et al. Combined multimodal computed tomography score correlates with futile recanalization after thrombectomy in patients with acute stroke. Stroke，2015，46（9）：2517-2522.

12 血管内治疗后抗血小板治疗是一门临床艺术

一、病例摘要

病例 1

患者男性，72 岁，主要因"突发左侧肢体乏力 8 小时余"，以"脑梗死"收入院。患者 8 小时前（10：30）出现左侧肢体轻度乏力，但是可以自行行走及持物；发病后 2 小时（12：30）左侧肢体乏力加重，不能行走，不能持物，伴有言语不清。遂于发病后 6 小时来笔者所在医院就诊（16：30）。就诊时 NIHSS 评分 10 分（意识水平 2 分 + 面瘫 1 分 + 左上肢 2 分 + 左下肢 2 分 + 感觉 1 分 + 构音 2 分）。

既往有高血压病史 8 年，服用"硝苯地平"降压治疗，平时血压在 130 ~ 180/90 ~ 130mmHg 波动；长期大量吸烟、饮酒。患者 5 年前在外院发现右侧颈内动脉 C1 段中度狭窄（50% ~ 70%），没有使用任何抗血小板药物治疗。

患者入院后立即完成多模式 MR 检查（16：50，发病后 6 小时 20 分钟）（图 12-1），DWI 示右侧额叶顶部皮质下白质多发小斑片状高信号，ADC 示相应部位呈低信号，提示为超急性期梗死灶。MRA 示右侧颈内动脉、大脑中动脉及前动脉主干管腔未见明确显示。小梗死灶合并有颅内大血管闭塞，经讨论后拟行血管内治疗。

17：10（发病后 6 小时 40 分钟）患者到达 DSA 室并股动脉穿刺成功，全脑 DSA 示右侧颈内动脉 C1 段闭塞（图 12-2A、B）。综合分析患者病情，患者具备介入治疗指征，行右侧颈内动脉 C1 段闭塞开通血管成形术可改善右侧颈内动脉系统血流灌注。立即给予阿司匹林 300mg 联合氯吡格雷 300mg 口服，并行 C1 段球囊扩张 + 支架辅助血管成形术，术后残余狭窄率约 10%，前向血流改善（TICI 分级 3 级）（图 12-2C、D）。

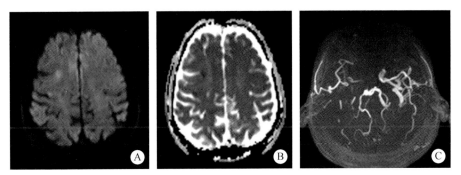

图 12-1　头颅多模式 MRI（16：50，发病后 6 小时 20 分钟）

A. DWI 示右侧额叶顶部皮质下白质多发小斑片状高信号；B. ADC 示相应部位呈低信号，提示为超急性期梗死灶；C. MRA 示右侧颈内动脉、大脑中动脉及前动脉主干管腔未见明确显示

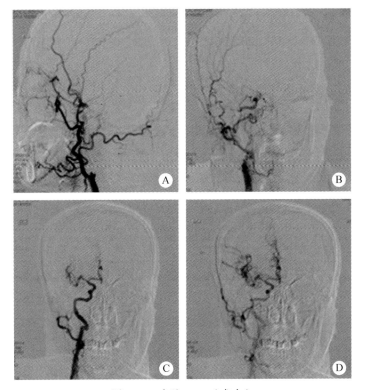

图 12-2　全脑 DSA（术中）

A. 侧位图可见闭塞；B. 正位图示右侧颈内动脉 C1 段闭塞；C. 血管内治疗后，右侧颈内动脉显影良好；D. 血管内治疗后，右侧颈内动脉显影良好，TICI 分级 3 级

术后收入神经重症病房继续观察，延续术中持续替罗非班 8ml/h 持续泵入，严格控制血压在 130/80mmHg 以下，并给予稳定斑块等治疗。术后 2 小时

NIHSS 评分 3 分（意识水平 1 分 + 面瘫 1 分 + 构音 1 分）；术后 24 小时 NIHSS 评分 3 分；术后 24 小时复查头颅多模式 CT（图 12-3）未见出血，故继续给予阿司匹林 100mg 联合氯吡格雷 75mg 抗血小板治疗。术后 2 周出院，出院查体：神志清，轻度构音障碍，左侧中枢性面瘫，四肢肌力 5 级，NIHSS 评分 2 分。

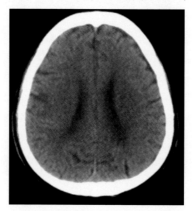

图 12-3　复查头颅 CT（术后 24 小时）

未见出血

病例 2

患者男性，75 岁，主要因 "突发左侧肢体无力 8 小时"，以 "脑梗死" 收入院。患者 08：20 活动中突发左侧肢体无力，表现为左上肢不能上举及持物，左下肢不能站立及行走。遂 09：00（发病后 40 分钟）立即至笔者所在医院急诊就诊。就诊时 NIHSS 评分 10 分（意识水平 2 分 + 面瘫 1 分 + 左上肢 2 分 + 左下肢 2 分 + 感觉 1 分 + 构音 2 分）。

否认高血压、糖尿病、冠心病既往史；长期大量吸烟、饮酒，已经戒烟 4 年。

入急诊后 09：40（发病后 1 小时 20 分钟）立即完成多模式 MR 检查，DWI 示右侧额顶枕叶、基底核区多发点片状高信号（图 12-4），ADC 示相应部位呈低信号，提示为超急性期梗死灶；MRA 示右侧颈内动脉和大脑中动脉未见明确显示（图 12-5）。小梗死核心合并有颅内大血管闭塞，经讨论后拟行血管内治疗。

立即将患者送至导管室并于 11：20（发病后 3 小时）股动脉穿刺成功，全脑 DSA 示右侧颈内动脉 C7 段闭塞（图 12-6），右侧颈内动脉 C1 段串联重度狭窄，前交通动脉开放（左侧颈内动脉系统通过前交通动脉向右侧大脑前动脉及大脑中动脉供血区域代偿供血），右侧后交通动脉开放（右侧大脑后动脉通过后交通动脉向右侧大脑中动脉供血区域代偿供血）（图 12-6A ～ C）。考虑颈内动脉栓子脱落，导致 RMCA 及右侧颈内动脉 C7 段栓塞。遂行经皮右侧颈内动脉 C1 支架置入术＋右侧 ICA-C7 段 +MCA-M1 段机械取栓术；右侧颈内动脉 C7 段及右侧大脑中动脉取栓术，术后残余狭窄率约为 0，经皮穿刺右侧颈内动脉 C1 段支架置入术，术后残余狭窄率约 15%（图 12.6D）。患者术中给予 15ml 替罗非班静脉泵入，5ml 替罗非班动脉缓慢推注。

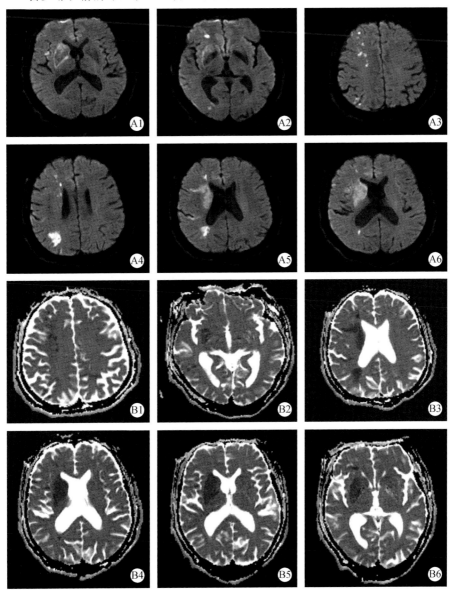

图 12-4　头颅多模式 MR（发病后 1 小时 20 分钟）

A1 ～ A6、B1 ～ B6. DWI 和 ADC 序列提示超急性期梗死灶，病灶广泛分布在额顶枕叶皮质及皮质下、基底核、放射冠等

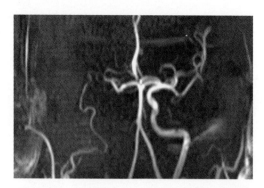

图 12-5　头颅 MRA（发病后 1 小时 20 分钟）

右侧颈内动脉和大脑中动脉未见明确显示

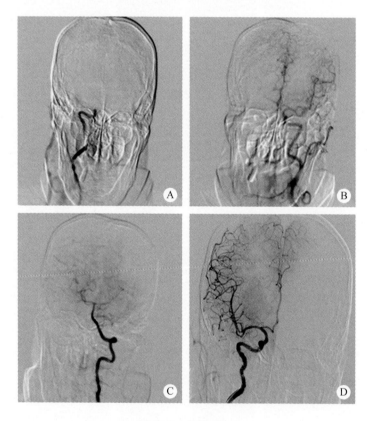

图 12-6　全脑 DSA

A. 右侧颈内动脉 C1 段重度狭窄，右侧颈内动脉 C7 段闭塞；B. 前交通动脉开放；C. 后交通动脉开放；
D. 右侧颈内动脉 C7 段及右侧大脑中动脉取栓术，术后残余狭窄率约为 0，经皮穿刺右侧颈内动脉 C1
段支架置入术，术后残余狭窄率约 15%

术后收入神经重症病房继续观察，术后立即给予阿司匹林100mg联合氯吡格雷300mg口服抗血小板治疗，严格控制血压在110/70mmHg以下，并给予稳定斑块等治疗。术后2小时NIHSS评分3分（意识水平1分＋面瘫1分＋构音1分）；术后24小时NIHSS评分3分；术后24小时复查头颅CT（图12-7）示右侧基底核区及右侧侧脑室旁斑片状梗死灶。继续给予阿司匹林联合氯吡格雷抗血小板治疗。术后2周出院，出院查体：神志清，轻度构音障碍，左侧中枢性面、舌瘫，左侧肢体肌力5级，NIHSS评分2分。

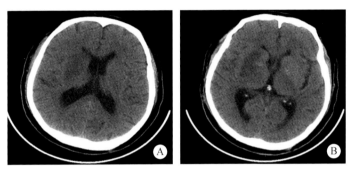

图12-7　术后24小时复查头颅CT

未见出血

二、讨论及文献回顾

抗血小板治疗是缺血性卒中预防和治疗的重要手段，如何选择有效的抗血小板药物在急性缺血性卒中（acute ischemic stroke，AIS）的治疗中非常关键。血管内治疗术中因取栓支架的使用等操作极易对血管壁造成损伤，引起继发性血栓形成、动脉夹层及血管再闭塞，而抗血小板药物可以阻止损伤血管的血栓形成和血管管腔的再次闭塞，所以后续抗血小板药物的使用非常重要。对于血管内治疗术后AIS患者的后续抗栓治疗选择上，不同AIS患者需要考虑以下四个方面：选择的血管内治疗方式；是否桥接静脉溶栓；术后血管再通情况及出血风险，目前并无充足可靠的证据指导血管内治疗后续抗栓治疗，在实际工作中，应结合既往指南及临床经验选择后续抗栓治疗方案。由于目前接受血管内治疗的患者均存在不同程度的颅内大血管狭窄，所以可以参考合并有ICAS患者的抗血小板治疗方案进行选择。

CARESS研究[1]（研究对象为症状性颈内动脉狭窄患者）和CLAIR研究[2]（研究对象为症状性颅内外狭窄患者）均是以微栓子监测作为研究结局终点，探讨的都是短期应用（发病7天之内）双抗治疗（氯吡格雷联合阿司匹林）

是否优于单抗治疗（阿司匹林），研究结果均证实双抗治疗减少微栓子发生的效果明显优于阿司匹林单抗治疗。CHANCE 研究的 ICAS 亚组分析研究显示，氯吡格雷联合阿司匹林在降低任何卒中复发的风险上有下降的趋势，因为样本量不足，没有达到统计学差异，安全性终点上出血风险没有显著性差异[3]。2016 年发表的一篇荟萃分析总结了颅外动脉支架置入术后（包括颈动脉、外周动脉、冠状动脉）单抗与双抗治疗的获益与安全性，荟萃分析结果显示对支架置入术后患者的双抗血小板治疗并不能明显获益，但可能有预后改善趋势，另外双抗血小板治疗并不增加出血概率[4]。SAMMPRIS 试验是目前比较症状性严重颅内大血管狭窄（狭窄程度 70%～99%）血管内介入治疗是否优于强化药物治疗的唯一 RCT 研究。两组患者均使用氯吡格雷联合阿司匹林双抗治疗（氯吡格雷 75mg/d+ 阿司匹林 325mg/d）3 个月。血管内介入治疗组因为终点事件发生率过高而被提前终止。但是这个实验说明强化内科治疗，也就是对症状性严重颅内大血管狭窄患者使用双抗治疗 3 个月是可以降低终点事件复发率的，而且出血风险较低[5]。综合以上研究显示，对症状性颅内外动脉狭窄患者短期应用双抗治疗可以减少卒中复发，而且不增加出血风险。

近年来，血小板糖蛋白Ⅱb/Ⅲa 受体拮抗剂替罗非班已经广泛应用在急性冠状动脉综合征和经皮冠状动脉介入治疗，多项大样本多中心随机双盲对照试验表明，替罗非班能显著减少心血管不良事件，安全且有效。但是替罗非班应用在脑血管病和介入手术治疗中缺乏大样本临床研究资料的支持。替罗非班治疗急性缺血性卒中安全性试验（safety of tirofiban in acute ischemic stroke，SATIS）显示，替罗非班用于急性中度缺血性卒中是安全的[6]，出血转化的风险较低。关于替罗非班治疗急性缺血性卒中血管内治疗后的研究都是一些小样本低质量的临床研究。2018 年 AHA & ASA 急性缺血性卒中指南中也指出，静脉应用替罗非班的有效性需要进一步临床验证。

本篇列举的两例行血管内治疗患者，第一例患者是在行血管内手术治疗前就给予强化剂量的抗血小板治疗（阿司匹林 300mg 联合氯吡格雷 300mg），因为该患者术前头颅 MRA 示右侧颈内动脉供血系统未显影（包括颈内动脉颅内段、大脑中动脉和大脑前动脉），与患者提供的病史"颈内动脉狭窄"相比，提示动脉狭窄病变加重，结合患者的临床表现，发病 2 小时之内肢体无力进行性加重，考虑血栓进行性增长，术前给予了负荷剂量的双抗治疗，目的是减少血小板的继续凝集进一步形成血栓，另外可能在手术中给予支架辅助成形治疗。该患者术中及术后 24 小时之内静脉使用替罗非班抗血小板治疗，术后 24 小时改为双抗治疗。引用的第二例患者是在血管内治疗前没有给予抗血小板治疗，术中及术后给予静脉替罗非班，之后改为首次强化剂量的双抗治疗（阿司匹林 100mg 联合氯吡格雷 300mg）。这例患者从全脑血管造影显示左侧颈内动脉 C1 段多发动脉粥样硬化狭窄，C7 段闭塞，术中为了维护前向血流的稳定，给予了支架血管成形治疗，考虑这个患者颅内动脉狭窄比较严重（串联病变），又给予了急诊支架治疗，术后 24 小时之内复查头颅 CT 未见出血，静脉停用替罗非班，改为口服双抗治疗。关于血管内治疗患者围手术期抗血小板治疗方案，是摆在临床医生面前最大的难题，需要在出血风险和临床获益之间反复博弈。对于颅内大动脉闭塞患者行血管内治疗前后使用抗血小板治疗，目前还缺乏高规格的多中心 RCT 研究结果证据支持。对于目前已经发表的小样本队列研究，由于结局变量定义的多样化，荟萃分析也不能得出一个肯定的答案。Mulder 等[7]对 MR CLEAN 的入组病例进行深入分析发现，对于颅内大动脉闭塞患者，术前给予抗血小板治疗并不能改善患者的预后，但是也没有安全性与出血风险的顾虑。Jeong 等[8]对 712 例急性缺血性卒中登记队列研究发现，血管内治疗术后早期 24 小时之内给予抗血小板治疗没有增加出血风险，但是在临床获益方面没有明显改善。所以从个体化治疗角度考虑，对于颅内动脉粥样硬化多发狭窄患者或者血栓负荷过大的患者，可以尝试围手术期（术前至术后 24 小时之内）给予抗血小板治疗巩固血管内治疗的效果，相对是安全的，但是抗血小板治疗的方案及给药时间和剂量等问题，就需要有严格的多中心 RCT 研究来给出答案。

（米东华）

参 考 文 献

[1] Dittrich R，Ritter MA，Kaps M，et al. The use of embolic signal detection in multicenter trials to evaluate antiplatelet efficacy：signal analysis and quality control mechanisms in the CARESS（clopidogrel and aspirin for reduction of emboli in symptomatic carotid stenosis）trial. Stroke，2006，37（4）：1065-1069.

[2] Wong KS，Chen C，Fu J，et al. Clopidogrel plus aspirin versus aspirin alone for reducing embolisation in patients with acute symptomatic cerebral or carotid artery stenosis（CLAIR study）：a randomised，open-label，blinded-endpoint trial. Lancet Neurol，2010，9（5）：489-497.

[3] Liu L，Wong KS，Leng X，et al. Dual antiplatelet therapy in stroke and ICAS：subgroup analysis of CHANCE. Neurology，2015，85（13）：1154-1162.

[4] Peeters SM，Weem ST，van Haelst HM，et al. Lack of evidence for dual antiplatelet therapy after endovascular arterial procedures：a meta-analysis. Eur J Vasc Endovasc Surg，2016，52（2）：253-262.

［5］Derdeyn CP，Chimowitz MI，Lynn MJ，et al. Aggressive medical treatment with or without stenting in high-risk patients with intracranial artery stenosis（SAMMPRIS）：the final results of a randomised trial. Lancet，2014，383（9914）：333-341.

［6］Siebler M，Hennerici MG，Schneider D，et al. Safety of tirofiban in acute ischemic stroke：the SaTIS trial. Stroke，2011，42（9）：2388-2392.

［7］Mulder MJ，Berkhemer OA，Fransen PS，et al. Does prior antiplatelet treatment improve functional outcome after intra-arterial treatment for acute ischemic stroke? Int J Stroke，2017，12（4）：368-376.

［8］Jeong HG，Kim BJ，Yang MH，et al. Stroke outcomes with use of antithrombotics within 24 hours after recanalization treatment. Neurology，2016，87（10）：996-1002.

13 低 ASPECT 评分患者血管 开通治疗能否获益

一、病例摘要

患者男性，71 岁，主要因"左侧肢体无力伴言语不清 7 小时"，以"脑梗死"诊断收入院。患者为醒后卒中，就诊前一日约 20：30 入睡，睡前无明显不适；后于就诊当日凌晨约 01：30 起夜如厕时发现左侧肢体无力并且摔倒在地，表现为上肢尚能抬起、下肢不能独自站立及行走，同时伴有言语不清、口角歪斜及流涎。否认头痛头晕、恶心呕吐、胸闷胸痛等其他症状。症状持续无缓解。患者遂于 03：30 左右由"120"送至医院急诊科，到院血压 141/77mmHg，脉搏 52 次 / 分，心电图示阵发性房颤、心率 71 次 / 分。NIHSS 评分 13 分（意识水平提问 1 分 + 凝视 2 分 + 面瘫 2 分 + 左上肢 3 分 + 左下肢 2 分 + 感觉 1 分 + 构音 2 分）。

患者既往有"冠心病、阵发性房颤"病史约 7 年，5 年前因冠心病置入 3 枚支架，术后每日规律服用阿司匹林肠溶片 100mg、瑞舒伐他汀钙 10mg，未再出现胸痛胸闷；高血压病史 10 余年，规律口服降压药（具体不详）；吸烟史约 40 年，已戒烟 7 年，否认其他既往病史及大量饮酒史。

患者 03：42（发病后 7 小时 12 分钟）到达急诊室，立即完善头颅 CT 检查，提示右侧大脑中动脉水平段高密度；右侧额颞叶、岛叶及内囊密度减低、边界模糊；ASPECTS 评分 5 分（图 13-1A ～ C），诊断为脑梗死，遂立即启动急性缺血性卒中诊治绿色通道。03：58（发病后 7 小时 28 分钟）完善头颅多模式 CT 检查，CTA 证实右侧颈内动脉闭塞（图 13-1D）；CTP 可见右侧大脑中动脉供血区大片低灌注，不匹配阳性（图 13-2）。

患者具有紧急开通责任血管的必要，由于已超出静脉溶栓时间窗，经与患者家属充分沟通，最终于 04：30 左右（发病后 8 小时）开始实施血管内治疗。全脑 DSA 示右侧颈内动脉海绵窦段以远闭塞、右侧大脑中动脉闭塞（图 13-3A、B），考虑颈内动脉栓子脱落，遂行右侧颈内动脉海绵窦段以

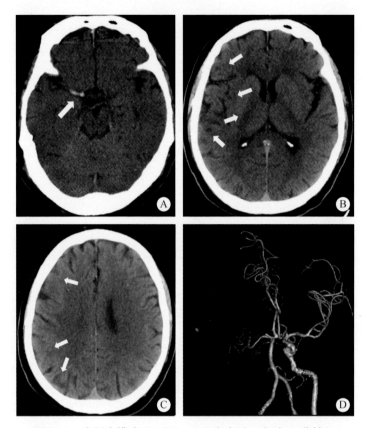

图 13-1 头颅多模式 CT（03∶42，发病后 7 小时 12 分钟）

A. 右侧大脑中动脉高密度征（箭头示）；B、C. 右侧额颞叶、岛叶及内囊密度减低，脑回肿胀、脑沟较对侧皮质稍变浅（箭头示）；ASPECTS 评分 5 分［总分 10 分减去 5 分（大脑中动脉岛叶外侧皮质区 M2、大脑中动脉后皮质区 M3、岛叶皮质 I、内囊 IC、M3 上方的大脑中动脉皮质 M6）］；

D. CTA 示右侧颈内动脉闭塞

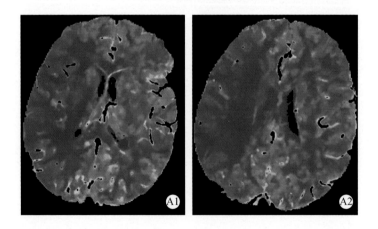

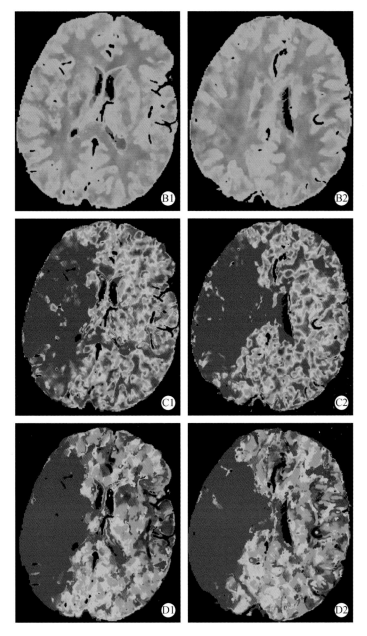

图 13-2　头颅多模式 CT（03：58，发病后 7 小时 28 分钟）

A1、A2. CBF；B1、B2.CBV；C1、C2. MTT；D1、D2. TTP。右侧额颞顶叶、岛叶、基底核及内囊区可见 CBF 降低、MTT 和 TTP 延长，右侧颞叶、岛叶及内囊区 CBV 稍降低

远及大脑中动脉支架取栓术。05：10（发病后8小时40分钟）血管开通成功，DSA提示血管血流通畅，术后mTICI分级为3级（图13-3C、D）。06：53手术结束，患者各项生命体征正常，未诉明显不适，遂于术后收入NICU进一步治疗。术后2小时NIHSS评分3分（面瘫2分+构音1分），术后1天NIHSS评分0分；术后24小时复查头颅多模式CT未见明显出血，CTA示右侧大脑中动脉M1段局部狭窄，CTP低灌注区基本恢复正常（图13-4）。

术后直接每日给予阿司匹林肠溶片100mg联合氯吡格雷75mg口服抗血小板聚集治疗，同时每日给予瑞舒伐他汀钙10mg降脂、稳定斑块等治疗。考虑到患者脑梗死病因系心源性栓塞可能性大，故于次日停用抗血小板药物，加用低分子肝素0.6ml q12h抗凝治疗。患者病情平稳，最终于住院治疗9天后出院，出院时将抗凝治疗方案调整为达比加群110mg bid口服治疗。

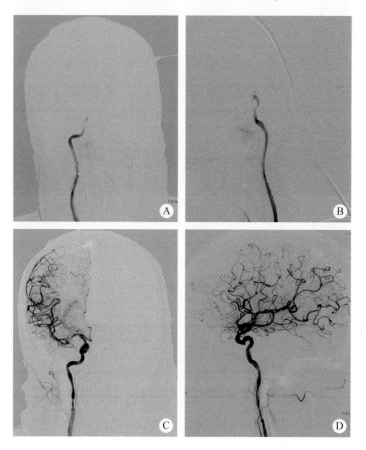

图 13-3 全脑 DSA

A～B.右侧颈内动脉海绵窦以远及右侧大脑中动脉闭塞；C～D.闭塞血管开通成功，血流通畅

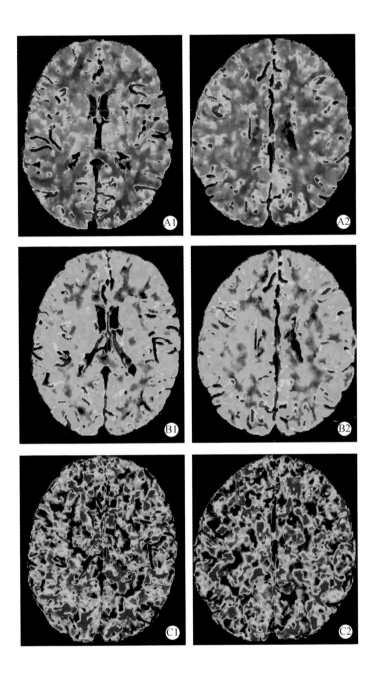

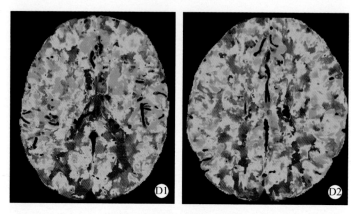

图 13-4　复查头颅多模式 CT（术后 24 小时）

A1、A2. CBF；B1、B2. CBV；C1、C2. MTT；D1、D2. TTP。CBF、CBV、MTT 和 TTP 基本正常

二、文献回顾及讨论

本例是一例急性心源性栓塞致右侧颈内动脉及大脑中动脉闭塞的患者。该患者为醒后卒中，到院时间距最后正常的时间约为 7 小时，超过了静脉溶栓的治疗时间窗，其初始平扫 CT 显示 ASPECTS 评分 ≤ 6 分；在进行血管内治疗机械取栓后，患者阻塞血管开通，成功取得再灌注，最终获得了良好的预后。

再灌注治疗目前仍是急性缺血性卒中最主要的治疗措施，而急性缺血性卒中治疗的关键在于尽早开通阻塞血管、挽救缺血半暗带。但是，再灌注治疗的临床获益也伴随着再灌注损伤的潜在有害影响，而再灌注损伤可导致脑水肿和出血并发症。先进的 CT 和 MRI 技术已经成为改进治疗选择的有效工具，借助这些工具可以排除更倾向于有害结局和较少获益机会的患者。再灌注治疗中，静脉注射 rt-PA 溶栓治疗是公认的急性缺血性卒中早期再通的有效方法[1-3]。一项关于九大溶栓随机对照研究的荟萃分析证实，缺血性卒中发病 4.5 小时内静脉注射 rt-PA 溶栓获益，并且时间越早，获益越大[4]。但是，静脉溶栓具有严格的时间窗限制，同时其治疗效果依然有巨大的优化空间。自 2014 年 9 月开始的 MR CLEAN、ESCAPE、EXTEND-IA、SWIFT PRIME 和 REVASCAT 等 5 项随机对照研究结果显示，在特殊筛选的急性缺血性卒中患者中，以可回收支架机械取栓为主的血管内治疗可带来明确获益[5-9]。基于这些最新研究证据，国内外急性缺血性卒中血管内治疗与管理的有关指南也在随后相应更新[10, 11]。这些研究的成功归因于纳入的患者为小梗死核心、严重临床缺损的患者及大动脉闭塞的患者，以及采用快速、近乎完全再通的新一代取栓装置。ASPECT 评分是定量梗死灶大小的最常用方法，该方法简单易行，也是急性缺血性卒中血管内治疗最常用的工具，可以对急性缺血性卒中后早期缺血征象进行简单、可靠、系统化的有效评估。不同于以往这些血管内治疗研究中 ASPECTS 评分 ≥ 6 分的入组筛选标准，本病例中患者的基线 CT 显示 ASPECTS 评分 <6 分，但是及时有效的机械取栓治疗成功取得了再灌注，术后也未出现出血等并发症，这使患者的神经功能障碍基本缓解，最终获得了非常满意的治疗效果。

在以往 5 项可回收支架的研究中，MR CLEAN 研究是纳入 ASPECTS 评分 <6 分患者的唯一阳性结果的研究。在 MR CLEAN 试验亚组分析中，ASPECTS 评分 ≥ 5 分的患者在接受机械取栓治疗后获益，而 ASPECTS 评分 0 ～ 4 分亚组因其较宽的可信区间（校正 OR=1.09，95% CI 0.14 ～ 8.46），未提示其明显获益[5]。在 ESCAPE 研究中，ASPECTS 评分 8 ～ 10 分患者血管内治疗的 RR=1.78(95% CI 1.31 ～ 2.42)，6 ～ 8 分患者的 RR=2.07(95% CI 0.80 ～ 5.07)[6]。EXTEND-IA 研究未报道基于 ASPECTS 的二次分析[7]。SWIFT PRIME 研究显示，ASPECTS 评分 8 ～ 10 分（OR=2.78，95% CI 1.40 ～ 5.50）的患者和 6 ～ 7 分（OR=2.68，95% CI 0.60 ～ 10.53）的患者获益相似[8]。REVASCAT 研究显示 ASPECTS 评分 ≥ 8 分（OR=2.2，95% CI 1.1 ～ 4.4）的患者比 ASPECTS 评分 <8 分（OR=1.4，95% CI 0.7 ～ 2.7）的患者获益更明显[9]。根据这些数据，ASPECTS 评分 <6 分的患者能否从血管内治疗中获益仍不明确，需要进一步的随机对照研究。

ASPECT 评分在设计产生之初是基于平扫 CT 来评估脑梗死的体积，在随后的研究中，也将其作为评估头颅磁共振 DWI 梗死体积的标准化评分[12]。近期的一项研究显示，DWI-ASPECT 评分 ≤ 6 分是 DWI 梗死体积 ≥ 100ml 的最佳预测指标[13]。在 DEFUSE（Diffusion and Perfusion Imaging Evaluation for Understanding Stroke Evolution）研究中，病灶体积 ≥ 100ml 提示与症状性颅内出血高危风险和再灌注后不良结局有关[14]。另一项研究也提示了相似的结果，DWI-ASPECT 评分 ≤ 6 可预测 rt-PA 静脉溶栓治疗后的不良功能结局和症状性颅内出血高危风险[15]。仅有少量研究对接受机械取栓治疗后的大面积梗死卒中患者结局进行分析[14, 16]。事实上，梗死面积较大的患者接受机械取栓治疗的比例很低，在实际的临床工作中也常被认为是静脉溶栓治疗的禁忌证。因此，在一项关于 5 个可回收支架机械取栓研究的荟萃分析中，其治疗前 ASPECTS 评分 0 ～ 5 分的纳入患者标准并不具有代表性[17]。EXTEND-IA[7] 和 SWIFT PRIME 研究[8] 分别排除了梗死核心体积 >70ml 和 >50ml 的患者，

ESCAPE 研究[6] 排除了 ASPECTS 评分 <6 分的患者，REVASCAT 研究[9] 排除了 ASPECTS 评分 <7 分或 DWI-ASPECTS 评分 <6 分的患者。

近期的一项研究中，Desilles 等[18] 研究者对 208 例治疗前 DWI-ASPECTS 评分 ≤ 6 分的颈内动脉或大脑中动脉闭塞患者机械取栓治疗后的再灌注影响进行了评估。结果发现，成功的再灌注与治疗前 DWI-ASPECTS 评分 ≤ 6 分患者死亡和致残减少有关。进一步分析显示该结论仍需要随机试验的验证，特别是对 DWI-ASPECTS 评分 <5 分的患者。在这个 DWI-ASPECTS 评分 ≤ 6 分并接受机械取栓治疗的急性缺血性患者人群中，成功的再灌注与临床结局强相关。和未能取得再灌注的患者相比，再灌注成功患者的良好结局比例增加，早期神经功能改善，且 3 个月的死亡率下降。同时，成功的再灌注对 ICH 风险无明显影响，缺血性卒中初始严重程度似乎比早期的再灌注状态更与 ICH 相关。然而，比较 3 个 DWI-ASPECTS 亚组（0 ～ 4 比 5 比 6）后发现，DWI-ASPECTS 评分 0 ～ 4 分患者的成功再灌注与良好结局间无明显相关性，但是不增加 ICH 风险和 3 个月死亡率。这一研究首次证明了 ASPECTS 评分 ≤ 6 分患者在机械取栓治疗后的成功再灌注与其 3 个月死亡率下降有关。这些结果提示，成功的再灌注可以阻止 DWI 梗死病灶扩大，避免进展为致死率高的恶性脑梗死。这也是目前为止与大面积梗死患者机械取栓治疗有关的样本量最大的研究。该结果与以往 2 项回顾性研究的结论一致，通过观察发现，治疗前 DWI 梗死体积 >70ml 的患者如果在机械取栓[19] 或单独静脉溶栓治疗[20] 后获得成功再灌注，则更可能取得临床获益。在 DWI 梗死体积 >70ml 的机械取栓患者中，33% 成功再灌注的患者取得良好结局，而再灌注失败患者中仅有 8% 获得良好结局[19]。而本病例中的这一基线平扫 CT ASPECTS 评分为 5 分的患者，在机械取栓后的良好结局也与既往这些研究的结果一致。这也进一步说明，虽然获益尚不确定，但是 ASPECTS 评分 <6 分的急性缺血性卒中患者接受可回收支架血管内治疗可能是合理的，仍有可能从早期血管内治疗中获益。这一结论仍然需要更多的随机试验证据进一步探究和解答。

（段婉莹）

参 考 文 献

[1] Xu AD，Wang YJ，Wang DZ. Chinese Stroke Therapy Expert Panel for Intravenous Recombinant Tissue Plasminogen Activator. Consensus statement on the use of intravenous recombinant tissue plasminogen activator to treat acute ischemic stroke by the Chinese Stroke Therapy Expert Panel. CNS Neuroscience & AMP；Therapeutics，2013，19：543-548.

［2］Jauch EC，Saver JL，Adams HP，et al. Guidelines for the early management of patients with acute ischemic stroke：a guideline for healthcare professionals from the American Heart Association/American Stroke Association. Stroke，2013，44：870-947.

［3］Levy EI，Siddiqui AH，Crumlish A，et al. First Food and Drug Administration—approved prospective trial of primary intracranial stenting for acute stroke：SARIS（stent-assisted recanalization in acute ischemic stroke）. Stroke，2009，40：3552-3556.

［4］Emberson J，Lees KR，Lyden P，et al. Effect of treatment delay，age，and stroke severity on the effects of intravenous thrombolysis with alteplase for acute ischaemic stroke：a meta-analysis of individual patient data from randomised trials. Lancet，2014，384：1929-1935.

［5］Berkhemer OA，Fransen PSS，Beumer D，et al. A randomized trial of intraarterial treatment for acute ischemic stroke. N Engl J Med，2015，372：11-20.

［6］Goyal M，Demchuk AM，Menon BK，et al. Randomized assessment of rapid endovascular treatment of ischemic stroke. N Engl J Med，2015，372：1019-1030.

［7］Campbell BCV，Mitchell PJ，Kleinig TJ，et al. Endovascular therapy for ischemic stroke with perfusion-imaging selection. N Engl J Med，2015，372：1009-1018.

［8］Saver JL，Goyal M，Bonafe A，et al. Stent-retriever thrombectomy after intravenous t-PA vs. t-PA alone in stroke. N Engl J Med，2015，372：2285-2295.

［9］Jovin TG，Chamorro A，Cobo E，et al. Thrombectomy within 8 hours after symptom onset in ischemic stroke. N Engl J Med，2015，372：2296-2306.

［10］Duan G，Yang P，Li Q，et al. prognosis predicting score for endovascular treatment of aneurysmal subarachnoid hemorrhage：a risk modeling study for individual elderly patients. Medicine（Baltimore），2016，95：e2686.

［11］中国卒中学会，中国卒中学会神经介入分会，中华预防医学会卒中预防与控制专业委员会介入学组. 急性缺血性卒中血管内治疗中国指南 2015. 中国卒中杂志，2015，10（7）：590-606.

［12］Barber PA，Hill MD，Eliasziw M，et al. Imaging of the brain in acute ischaemic stroke：comparison of computed tomography and magnetic resonance diffusion-weighted imaging. Journal of Neurology，Neurosurgery & Psychiatry，2005，76：1528-1533.

［13］Schröder J，Cheng B，Ebinger M，et al. Validity of acute stroke lesion volume estimation by diffusion-weighted imaging-Alberta Stroke Program Early Computed Tomographic Score depends on lesion location in 496 patients with middle cerebral artery stroke. Stroke，2014，45：3583-3588.

［15］Nezu T，Koga M，Kimura K，et al. Pretreatment ASPECTS on DWI predicts 3-month outcome following rt-PA: SAMURAI rt-PA Registry. Neurology, 2010, 75: 555-561.

[16] Yoo AJ, Verduzco LA, Schaefer PW, et al. MRI-based selection for intra-arterial stroke therapy: value of pretreatment diffusion-weighted imaging lesion volume in selecting patients with acute stroke who will benefit from early recanalization. Stroke, 2009, 40: 2046-2054.

[17] Goyal M, Menon BK, van Zwam WH, et al. Endovascular thrombectomy after large-vessel ischaemic stroke: a meta-analysis of individual patient data from five randomised trials. Lancet, 2016, 387: 1723-1731.

[18] Desilles J-P, Consoli A, Redjem H, et al. Successful reperfusion with mechanical thrombectomy is associated with reduced disability and mortality in patients with pretreatment diffusion-weighted imaging-Alberta Stroke Program Early Computed Tomography Score ≤ 6. Stroke, 2017, 48: 963-969.

[19] Gilgen MD, Klimek D, Liesirova KT, et al. Younger stroke patients with large pretreatment diffusion-weighted imaging lesions may benefit from endovascular treatment. Stroke, 2015, 46: 2510-2516.

[20] Tisserand M, Turc G, Charron S, et al. Does diffusion lesion volume above 70 ml preclude favorable outcome despite post-thrombolysis recanalization? Stroke, 2016, 47: 1005-1011.

14 解惑利器——TCD 术后床旁监测

一、病例摘要

患者男性，75 岁，因"突发意识不清 40 分钟"就诊。患者于发病当日 23：50（发病后 40 分钟）洗澡时被家属发现意识不清、摔倒在地。遂立即就诊，到达急诊时测血压 148/76mmHg，昏睡，NIHSS 评分 26 分（意识水平 2 分 + 意识水平提问 2 分 + 意识水平指令 1 分 + 凝视 1 分 + 面瘫 2 分 + 左上肢 1 分 + 左下肢 1 分 + 右上肢 4 分 + 右下肢 4 分 + 感觉 1 分 + 语言 3 分 + 构音 2 分 + 忽视 2 分）。

患者 9 年前因急性心肌梗死冠状动脉置入支架 2 枚，术后规律口服氯吡格雷 75mg qd 一年，之后间断口服拜阿司匹林 100mg qd 至今。患高脂血症 4 ～ 5 年，间断口服阿托伐他汀钙 20mg qn。否认高血压、糖尿病病史，有长期大量吸烟、饮酒史。

急诊立即完成头颅 CT 检查（发病后 54 分钟），未见出血。血糖 7.59mmol/L。00：55 开始静脉溶栓（发病后 1 小时 45 分钟），剂量 0.9mg/kg（总剂量 76.5mg），溶栓后 NIHSS 评分未改善，仍为 26 分，遂决定行全脑血管造影。

02：25 股动脉穿刺成功（发病后 3 小时 15 分钟），DSA 示左侧颈内动脉 C1 段次全闭塞，眼动脉以远闭塞。给予左侧颈内动脉 C1 段支架成形，左侧大脑中动脉支架取栓，血管再通，C1 段残余狭窄约 15%，前向血流 3 级（TICI 分级），左侧大脑中动脉无明显狭窄。术后收入笔者所在科室病房，NIHSS 评分 22 分［意识水平 2 分 + 意识水平提问 1 分 + 凝视 1 分 + 面瘫 2 分 + 左上肢 1 分 + 左下肢 1 分 + 右上肢 4 分 + 右下肢 4 分 + 感觉 1 分 + 语言 3 分 + 忽视 2 分；构音（因气管插管无法评价计为 9 分，不计入总分）］。

术后 13 小时第 1 次行经颅多普勒（TCD）超声检查，发现左侧大脑中动脉（MCA）平均血流速度较对侧增快 100%（图 14-1A）。

患者血管内治疗术后 24 小时 NIHSS 评分 20 分［意识水平 1 分 + 意识水平提问 1 分 + 凝视 1 分 + 面瘫 2 分 + 左上肢 1 分 + 左下肢 1 分 + 右上肢 4 分 + 右下肢 4 分 + 感觉 1 分 + 语言 2 分 + 忽视 2 分；构音（因气管插管无法评价

计为 9 分，不计入总分）]。术后 24 小时复查多模式 CT，CTA 示左侧大脑中动脉通畅，CTP 证实左侧额颞叶存在过度灌注（图 14-1C ～ F）。

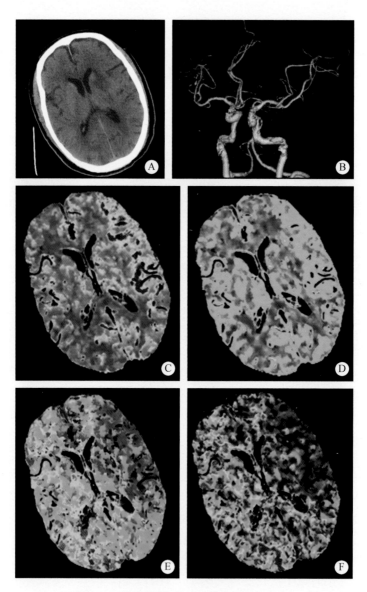

图 14-1　复查多模式 CT（术后 24 小时）

A. CT 平扫示左侧内囊、壳核低密度影，边界欠清，左侧侧脑室前角较对侧略显受压；B. CTA 示双侧 M1 段通畅；C ～ F. 为 CT 灌注扫描，依次提示脑血流量增加、脑血流容积增加、平均通过时间缩短、达峰时间减少，表明左侧 MCA 流域脑血流量和脑血流容积均增加

　　根据上述检查结果，决定将患者收缩压控制在 110 ～ 130mmHg。随后分别于入院第 2、3、4、5、8、9、10、11、20 天复查 TCD（图 14-2B ～ I），可见至少 10 天之内左侧 MCA 脑血流速度持续增快，第 20 天恢复至正常范围，双侧 MCA 流速大致相同（演变趋势见图 14-3）。患者在重症监护室期间间断复查头颅 CT，未见梗死面积扩大，可见点样渗血（ECASS 分类 HI-1 型）。患者最终于发病后第 32 天出院。出院 90 天随访，mRS 5 级。

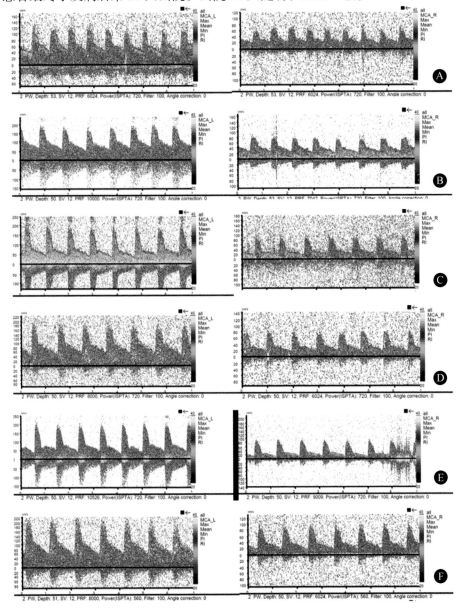

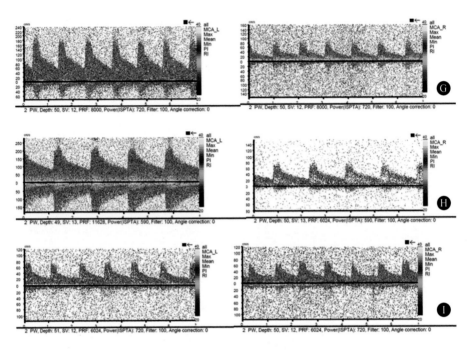

图 14-2　血管内治疗术后多次复查 TCD

A～I. 依次为术后第 13 小时，第 2、3、4、5、8、9、10、11、20 天，深度为 49～53cm 的双侧 MCA 血流频谱。该深度可探及 M1 段远端，反映从术后当天到第 11 天左侧大脑中动脉远端血流速度显著增快，其中从第 3 天到第 10 天双侧大脑中动脉搏动指数升高，第 20 天 TCD 提示双侧 MCA 血流速度大致相同

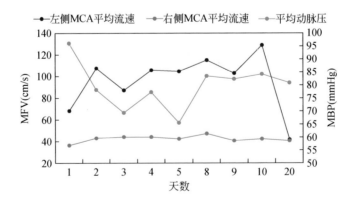

图 14-3　双侧大脑中动脉血流速度与血压的演变趋势

MFV. 平均血流速度（mean flow velocity）；MBP. 平均动脉压（mean blood pressure）

二、讨论与文献回顾

多年前 Akopov 等[1]发现，缺血性卒中患者如果早期血管再通，TCD 可检出病灶侧血流速度一过性增快，并且流速在发病后第 4 ～ 8 天降至正常，反映了脑组织短暂的充血。Demchuk 等[2]也通过 TCD 检查发现，静脉溶栓前后脑血流的改善与临床改善呈正相关。在该项研究中，他提出了脑缺血溶栓（thrombolysis in brain ischemia，TIBI）经颅多普勒血流分级，TIBI 分级与临床表现（NIHSS 评分）显著相关，TIBI 的改善与临床症状的好转也显著相关（表 14-1）。

表 14-1 TIBI 经颅多普勒血流分级

分级	表现
0 级：无血流	未见有规律的搏动性血流信号，仅探及不同程度的背景噪声
1 级：微小血流	不同流速、时程的收缩期钉子波 全心动周期无舒张期血流（舒张末期无血流）；震荡波也是微小血流的一种
2 级：低钝	同对侧比较，收缩期血流频谱呈不同时程的圆钝低平 舒张末期存在正向血流，并且搏动指数 <1.2
3 级：抑制	收缩期血流速度正常 舒张末期存在正向血流 同对侧比较，MFV 减慢超过 30%
4 级：狭窄	MFV>80cm/s，并且超过对侧 30% 以上，或者 如果因舒张末期流速减低，双侧 MFV<80cm/s，则病灶侧较对侧增快 >30%，并且伴湍流
5 级：正常	MFV 较对侧变化在 30% 以内 频谱形态与对侧类似

注：MFV. 平均血流速度。

该研究的不足之处是缺少血管再通治疗后的动态随访观察，未涉及再通后脑血流的演变。作者认为第 4 级反映了静脉溶栓后存在残余狭窄所引起的血流增快，但是临床实践中可以观察到较多类似本例患者的情况，病灶侧大脑中动脉在术后无明显狭窄，而血流速度在早期显著增快；同时，接受血管内治疗的病例中，对于在大血管长期慢性狭窄的基础上出现急性闭塞的病例，介入医师有时不得不在急性期进行支架血管成形术，这类患者存在较高的高灌注综合征风险；虽然血管开通，但患者可能因为高灌注综合征而出现病情恶化[3]，因此这些患者的 TIBI 分级与临床表现（如 NIHSS 评分）不一定呈线性关系。所以这一分级可能难以直接用于接受血管内治疗的脑梗死患者。

TCD 具有无创性、相对廉价、可在床旁进行、可连续监测等优势，并且大脑中动脉血流速度与脑血流量（CBF）存在相关性[4]，所以成为评估颈动脉内膜剥脱术、颈动脉支架成形术等血管再通治疗后脑高灌注综合征的重要检查方法[5]。这里所谓的"高灌注"，指脑血流量较基线增加。相关的概念还有"充血"，指脑血流容积，以及"奢侈灌注"，指血流量超过组织代谢所需。TCD 可用于诊断高灌注综合征，常用的诊断标准是 MCA 收缩期峰流速或搏动指数较基线增加 100%[6]。急性血管开通术前一般不完善 TCD，因而大多数情况下无法获得准确的基线数据。根据本例患者 DSA 所见，我们推测左侧 C1 段术前即存在较严重的狭窄，所以在狭窄远端，左侧 MCA 基线流速不应比无狭窄的右侧 MCA 快，故当术后左侧 MCA 流速比右侧增快 100%以上时，有理由认为左侧存在高灌注。Nielsen 等[7]使用 TCD 评估接受颈动脉内膜剥脱术前后的患者，发现术后首日血流速度均达到高峰，但如果术前脑灌注压指数（cerebral perfusion pressure index，CPPI，指颈内动脉/颈总动脉压力比值）>0.7，血流速度在 4～5 天降至基线，否则会持续偏高，在术后 3 个月时血流速度都会降至基线水平。

控制血压是高灌注综合征的治疗选项之一。Jørgensen 等[8]关于颈动脉内膜剥脱术后过度灌注综合征的研究发现，将平均动脉压由 101（80～128）mmHg 降至 88（60～103）mmHg，可使病灶侧血流速度由 92（69～124）cm/s 降至 56（32～93）cm/s，而不改变健侧血流速度。近年 Martins 等[9]研究发现，倘若血管开通（包括静脉溶栓和血管内治疗），术后较低的血压与较好的预后相关，收缩压为 110mmHg 的患者预后最好，不过 110mmHg 也是该研究所设置的收缩压最低一级分层，尚不清楚小于 110mmHg 是否更能获益。所以对脑梗死血管内治疗的患者而言，具体将血压控制在多少合适，尚无临床证据。在发现本例患者存在过度灌注综合征后，决定将收缩压控制在 110～130mmHg。但是在治疗期间，病灶侧 MCA 血流速度在至少 10 天之内并未恢复正常，甚至未呈现下降趋势（见图 14-3）。这提示脑梗死急性开通的脑血流动力学变化机制同择期颈动脉内膜剥脱可能不同：后者发病机制之一是压力感受性反射受损，系统性血压升高造成脑组织高灌注[10]；而前者梗死、缺血的脑组织产生大量酸性无氧代谢产物，酸性环境刺激血管平滑肌舒张[11]，在长期慢性狭窄所致的脑血管自动调节功能受损[12]基础上，脑血管进一步持续扩张，系统性血压升高可能不是最主要的机制。对急性开通后出现过度灌注的患者而言，有限度的降压也许并不能直接恢复正常的脑血流量；患者未出现脑梗死出血转化、癫痫发作等并发症，也许与血压控制有关。这些都有待临床试验和基础研究进一步证实。

（张　哲）

参 考 文 献

［1］Akopov S，Whitman GT. Hemodynamic studies in early ischemic stroke：serial transcranial Doppler and magnetic resonance angiography evaluation. Stroke，2002，33（5）：1274-1279.

［2］Demchuk AM，Burgin WS，Christou I，et al. Thrombolysis in brain ischemia（TIBI）transcranial Doppler flow grades predict clinical severity，early recovery，and mortality in patients treated with intravenous tissue plasminogen activator. Stroke，2001，32（1）：89-93.

［3］Hashimoto T，Matsumoto S，Ando M，et al. Cerebral hyperperfusion syndrome after endovascular reperfusion therapy in a patient with acute internal carotid artery and middle cerebral artery occlusions. World Neurosurg，2017，pii：S1878-8750（17）31942-3.

［4］Bishop CC，Powell S，Rutt D，et al. Transcranial Doppler measurement of middle cerebral artery blood flow velocity：a validation study. Stroke，1986，17（5）：913-915.

［5］Pennekamp CW，Moll FL，De Borst GJ. Role of transcranial Doppler in cerebral hyperperfusion syndrome. J Cardiovasc Surg（Torino），2012，53（6）：765-771.

［6］Dalman JE，Beenakkers IC，Moll FL，et al. Transcranial Doppler monitoring during carotid endarterectomy helps to identify patients at risk of postoperative hyperperfusion. Eur J Vasc Endovasc Surg，1999，18（3）：222-227.

［7］Nielsen MY，Sillesen HH，Jørgensen LG，et al. The haemodynamic effect of carotid endarterectomy. Eur J Vasc Endovasc Surg，2002，24（1）：53-58.

［8］Jørgensen LG，Schroeder TV. Defective cerebrovascular autoregulation after carotid endarterectomy. Eur J Vasc Surg，1993，7（4）：370-379.

［9］Martins AI，Sargento-Freitas J，Silva F，et al. Recanalization modulates association between blood pressure and functional outcome in acute ischemic stroke. Stroke. 2016；47（6）：1571-1576.

［10］Timmers HJ，Wieling W，Karemaker JM，et al. Baroreflex failure：a neglected type of secondary hypertension. Neth J Med，2004，62（5）：151-155.

［11］Dabertrand F，Nelson MT，Brayden JE. Acidosis dilates brain parenchymal arterioles by conversion of calcium waves to sparks to activate BK channels. Circ Res, 2012, 110(2）:285-294.

［12］Tang SC，Huang YW，Shieh JS，et al. Dynamic cerebral autoregulation in carotid stenosis before and after carotid stenting. J Vasc Surg，2008，48（1）：88-92.

附录　分级与量表

一、美国国立卫生研究院卒中量表（National Institutes of Health Stroke Scale，NIHSS）

检查	评分	分值
1a 意识水平： 即使不能全面评价（如气管插管、语言障碍、气管创伤、绷带包扎等），检查者也必须选择1个反应。只在患者对有害刺激无反应时（不是反射）方计3分	0＝清醒，反应敏锐 1＝嗜睡，最小刺激能唤醒患者完成指令、回答问题或有反应 2＝昏睡或反应迟钝，需要强烈反复刺激或疼痛刺激才能有非固定模式的反应 3＝仅有反射活动或自发反应，或完全没反应、软瘫、无反应	
1b 意识水平提问： （仅对最初回答评分，检查者不要提示）询问月份、年龄。回答必须正确，不能大致正常。失语和昏迷者不能理解问题计2分，患者因气管插管、气管创伤、严重构音障碍、语言障碍或其他任何原因不能说话时（非失语所致）计1分	0＝都正确 1＝正确回答一个 2＝两个都不正确或不能说	
1c 意识水平指令： 要求睁眼、闭眼；非瘫痪手握拳、张手。若双手不能检查，用另一个指令（伸舌）。仅对最初的反应评分，有明确努力但未完成也给评分。若对指令无反应，动作示意，然后记录评分。对创伤、截肢或其他生理缺陷者，应给予一个适宜的指令	0＝都正确 1＝正确完成一个 2＝都不正确	

续表

检查	评分	分值
2	**凝视：** 只测试水平眼球运动。对自主或反射性（眼头）眼球运动计分。若眼球侧视能被自主或反射性活动纠正，计1分。若为孤立性外周神经麻痹（Ⅲ、Ⅳ、Ⅴ），计1分。在失语患者中，凝视是可测试的。对眼球创伤、绷带包扎、盲人或有视觉或视野疾病的患者，由检查者选择一种反射性运动来测试。建立与眼球的联系，然后从一侧向另一侧运动，偶尔能发现凝视麻痹	0＝正常 1＝部分凝视麻痹（单眼或双眼凝视异常，但无被动凝视或完全凝视麻痹） 2＝被动凝视或完全凝视麻痹（不能被眼头动作克服）	
3	**视野：** 用手指数或视威胁方法检测上、下象限视野。如果患者能看到侧面的手指，记录正常。如果单眼盲或眼球摘除，检查另一只眼。明确的非对称盲（包括象限盲）计1分。患者全盲（任何原因）计3分，同时刺激双眼。若濒临死亡计1分，结果用于回答问题11	0＝无视野缺失 1＝部分偏盲 2＝完全偏盲 3＝双侧偏盲（全盲，包括皮质盲）	
4	**面瘫：** 言语指令或动作示意，要求患者示齿、扬眉和闭眼。对反应差或不能理解的患者，根据有害刺激时表情的对称情况评分。有面部创伤/绷带、经口气管插管、胶布或其他物理障碍影响面部检查时，应尽可能移至可评估的状态	0＝正常 1＝最小（鼻唇沟变平、微笑时不对称） 2＝部分（下面部完全或几乎完全瘫痪，中枢性瘫） 3＝完全（单或双侧瘫痪，上下面部缺乏运动，周围性瘫）	
5	**上肢运动：** 上肢伸展：坐位90°，位卧45°，要求坚持10秒；对失语的患者用语言或动作鼓励，不用有害刺激。评定者可以抬起患者的上肢到要求的位置，鼓励患者坚持。仅评定患侧	0＝上肢于要求位置坚持10秒，无下落 1＝上肢能抬起，但不能维持10秒，下落时不撞击床或其他支持物 2＝能对抗一些重力，但上肢不能达到或维持坐位90°或卧位45°，较快下落到床上 3＝不能抗重力，上肢快速下落 4＝无运动 9＝截肢或关节融合，解释：	5a 左上肢 5b 右上肢

检查	评分	分值
6	下肢运动： 下肢卧位抬高 30°，坚持 5 秒；对失语的患者用语言或动作鼓励，不用有害刺激。评定者可以抬起患者的上肢到要求的位置，鼓励患者坚持。仅评定患侧	0 = 于要求位置坚持 5 秒，不下落 1 = 在 5 秒末下落，不撞击床 2 = 5 秒内较快下落到床上，但可抗重力 3 = 快速落下，不能抗重力 4 = 无运动 9 = 截肢或关节融合，解释： ————————	6a 左下肢 6b 右下肢
7	共济失调： 目的是发现双侧小脑病变的迹象。实验时双眼睁开，若有视觉缺损，应确保实验在无缺损视野内进行。双侧指鼻、跟膝胫试验，共济失调与无力明显不成比例时计分。如患者不能理解或肢体瘫痪不计分。盲人用伸展的上肢摸鼻。若为截肢或关节融合，计 9 分，并解释清楚	0 = 没有共济失调 1 = 一个肢体有 2 = 两个及两个以上肢体有	
8	感觉： 用针检查。测试时，用针尖刺激和撤除刺激观察昏迷或失语患者的感觉和表情。只对与卒中有关的感觉缺失评分。偏身感觉丧失者需要精确检查，应测试身体多个部位：上肢（不包括手）、下肢、躯干、面部。严重或完全感觉缺失计 2 分。昏迷或失语者可计 1 或 0 分。脑干卒中双侧感觉缺失计 2 分。无反应及四肢瘫痪者计 2 分。昏迷患者（1a = 3）计 2 分	0 = 正常，没有感觉缺失 1 = 轻到中度，患侧针刺感不明显或为钝性或仅有触觉 2 = 严重到完全感觉缺失，面、上肢、下肢无触觉	
9	语言： 命名、阅读测试。要求患者叫出物品名称、读所列的句子。从患者的反应及一般神经系统检查中对指令的反应判断理解能力。若视觉缺损干扰测试，可让患者识别放在手上的物品，重复和发音。气管插管者手写回答。昏迷患者（1a = 3）计 3 分，给恍惚或不合作者选择一个计分，但 3 分仅给哑者或完全不执行指令者	0 = 正常，无失语 1 = 轻到中度：流利程度和理解能力有一些缺损，但表达无明显受限 2 = 严重失语，交流是通过患者破碎的语言表达，听者须推理、询问、猜测，能交换的信息范围有限，检查者感到交流困难 3 = 哑或完全失语，不能讲或不能理解	

续表

检查	评分	分值
10 构音障碍： 不要告诉患者为什么做测试。读或重复附表上的单词。若患者有严重的失语，评估自发语言时发音的清晰度。若患者气管插管或有其他物理障碍不能讲话，计9分，同时注明原因	0＝正常 1＝轻到中度，至少有一些发音不清，虽有困难，但能被理解 2＝言语不清，不能被理解 9＝气管插管或其他物理障碍，解释：_____	
11 忽视症： 若患者严重视觉缺失影响双侧视觉的同时检查，皮肤刺激正常，则计分为正常。若患者失语，但确实表现为关注双侧，计分正常。通过检验患者对左右侧同时发生的皮肤感觉和视觉刺激的识别能力来判断患者是否有忽视。给患者展示标准图，要求他来描述。医生鼓励患者仔细看图，识别图中左右侧的特征。如果患者不能识别一侧图的部分内容，则定为异常。然后，医生请患者闭眼，分别测上肢、下肢针刺觉来检查双侧皮肤感觉。若患者有一侧感觉忽略则为异常	0＝没有忽视症 1＝视、触、听、空间觉或个人的忽视；或对任何一种感觉的双侧同时刺激消失 2＝严重的偏身忽视；超过一种形式的偏身忽视；不认识自己的手 3，只对一侧空间定位	
总 分		

资料来源：Brott T，Adams HP Jr，Olinger CP，et al. Measurements of acute cerebral infarction：a clinical examination scale. Stroke，1989，20（7）：864-870。

二、Glasgow 昏迷评分（Glasgow Coma Scale，GCS）

运动反应	语言反应	睁眼反应
6分：正常（服从命令）	5分：正常	4分：自发睁眼
5分：能定位疼痛的部位	4分：有错语	3分：呼叫时睁眼
4分：疼痛时逃避反应	3分：词不达意	2分：疼痛刺激时睁眼
3分：疼痛时去皮质反应	2分：不能理解	1分：任何刺激不睁眼
2分：疼痛时去大脑反应	1分：无语言	C：如因眼肿、骨折等不能睁眼
1分：无反应	T：因气管插管或切开而无法 正常发声	
	D：平素有言语障碍史	

资料来源：Teasdale G，Jennett B. Assessment of coma and impaired consciousness. A practical scale. Lancet，1974，2（7872）：81-84。

三、改良 Rankin 量表（modified Rankin Scale，mRS）

分级	描述
0	完全无症状
1	尽管有症状，但无明显功能障碍，能完成所有日常职责和活动
2	轻度残疾，不能完成病前所有活动，但不需要帮助，能照顾自己的事务
3	中度残疾，要求一些帮助，但行走不需要帮助
4	重度残疾，不能独立行走，无他人帮助不能满足自身需求
5	严重残疾，卧床、失禁，要求持续护理和关注
6	死亡

资料来源：Van Swieten JC，Koudstaal PJ，Visser MC，et al. Interobserver agreement for the assessment of handicap in stroke patients. Stroke，1988，19（5）：604-607。

四、Alberta 卒中项目早期 CT 评分（Alberta Stroke Program Early CT Score，ASPECTS）[①]

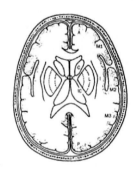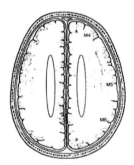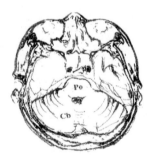

CT 检查：
皮质下结构区域：
（1）尾状核（C）
（2）豆状核（L）
（3）内囊（IC）
大脑中动脉皮质：
（4）大脑中动脉前皮质区（M1）

①资料来源：Pexman JH，Barber PA，Hill MD，et al. Use of the Alberta Stroke Progrm Early CT Score（ASPECTS）for assessing CT scans in patients with acute stroke. Am J Neuroradiol，2001，22（8）：1534-1542。

（5）岛叶皮质（I）

（6）大脑中动脉岛叶外侧皮质区（M2）

（7）大脑中动脉后皮质区（M3）

（8）M1 上方的大脑中动脉皮质（M4）

（9）M2 上方的大脑中动脉皮质（M5）

（10）M3 上方的大脑中动脉皮质（M6）

（11）大脑前动脉区（A）

（12）大脑后动脉区（P）

（13）脑干区，包括延髓、脑桥和中脑（Po）

（14）小脑区，包括小脑半球、蚓部（Cb）

最初分值：14 分，早期缺血改变每累及一个区域减 1 分，ASPECTS 评分 =14- 所有 14 个区域总分。

五、后循环急性卒中预后早期 CT 评分（the posterior circulation Acute Stroke Prognosis Early CT Score，pc-ASPECTS）[①]

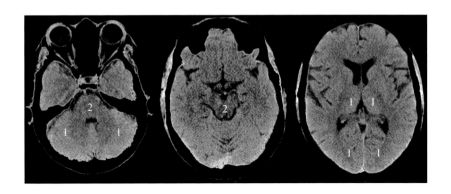

CT 检查：

1 分：左 / 右小脑半球、左 / 右丘脑，左 / 右枕叶后部

2 分：任何部分的脑桥 / 中脑

后循环梗死体积、面积评判：pc-ASPECTS 评分，共 10 分，早期缺血改变每累及一个区域减去相应分数，pc-ASPECTS 评分 =10 — 所有受累区域总分，10 分意味着后循环无梗死。

①资料来源：Peutz V，Sylaja PN，Coutts SB，et al.Extent of hypoattenuation on CT angiography source images predicts functional outcome in patients with asilar artery occlusion.Stroke，2008，39（9）：2845-2890。

六、脑梗死溶栓分级标准（thrombolysis in cerebral infarction grading system，TICI grading system）

分级	脑血管造影表现
0 级（无灌注）	血管闭塞远端，无顺向血流
1 级（极少量灌注）	对比剂可少量通过闭塞部分，但不能充盈远端血管
2 级（部分灌注）	对比剂可到达闭塞血管远端，但不能完全累及受累动脉供血区和 / 或可完全累及受累动脉供血区，但速度较正常动脉缓慢
2a 级	对比剂充盈 <2/3 受累血管的供血区
2b 级	造影剂完全充盈，但排空延迟
3 级（完全灌注）	对比剂完全迅速充盈远端血管，并迅速清除

资料来源：Higashida RT，Furlan AJ，Roberts H，et al. Trial design and reporting standards for intra-arterial cerebral thrombolysis for acute ischemic stroke. Stroke，2003，34（8）：e109-137。

七、改良脑梗死溶栓分级标准（modified thrombolysis in cerebral infarction grading system，mTICI grading system）

分级	脑血管造影表现
0 级（无灌注）	血管闭塞远端，无顺向血流
1 级（极少量灌注）	对比剂可少量通过闭塞部分，但不能充盈远端血管
2 级（部分灌注）	对比剂可到达闭塞血管远端，但不能完全累及受累动脉供血区和 / 或可完全累及受累动脉供血区，但速度较正常动脉缓慢
2a 级	远端缺血区有部分血流灌注（<50%）
2b 级	远端缺血区有血流灌注（>50%）
3 级（完全灌注）	对比剂完全迅速充盈远端血管，并迅速清除

资料来源：Zaidat OO，Yoo AJ，Khatri P，et al. Recommendations on angiographic revascularization grading standards for acute ischemic stroke：a consensus statement. Stroke，2013，44：2650-2663。

缩略词对照表

ABI	ankle brachial index	踝臂血压指数
ABPM	ambulatory blood pressure monitoring	动态血压监测
ACEI	angiotensin converting enzyme inhibitor	血管紧张素转化酶抑制剂
ADC	apparent diffusion coefficient	表观弥散系数
AHA	American Heart Association	美国心脏协会
AIS	acute ischemic stroke	急性缺血性卒中
ARB	angiotensin receptor blocker	血管紧张素受体拮抗剂
ARD	absolute risk difference	绝对风险差异
ASA	American Stroke Association	美国卒中协会
ASH	American Society of Hypertension	美国高血压学会
ASITN	American Society of Interventional and Therapeutic Neuroradiology	美国介入和治疗神经放射学学会
ASL	arterial spin labeling	动脉自旋标记
ASPECTS	Alberta Stroke Program Early CT Score	Alberta 卒中项目早期 CT 评分
BAO	acute basilar artery occlusion	急性基底动脉闭塞
BASICS	Basilar Artery International Cooperation Study	基底动脉国际合作研究
BMI	body mass index	身体质量指数
BP	blood pressure	血压
CBF	cerebral blood flow	脑血流量
CBV	cerebral blood volume	脑血流容积
CCB	calcium channel blockers	钙通道阻滞剂
CDC	Centers for Disease Control and Prevention	疾病控制与预防中心
CHD	coronary heart disease	冠心病
CI	confidence interval	可信区间
cOR	common Odds ratio	合并比值比
CPPI	cerebral perfusion pressure index	脑灌注压指数
CRF	chronic renal failure	慢性肾衰竭
CT	computed tomography	计算机断层扫描
CTP	CT perfusion	CT 灌注扫描
CVD	cardiovascular disease	心血管疾病
DBP	diastolic blood pressure	舒张压

D-CCB	dihydropyridines-calcium channel blockers	二氢吡啶类 - 钙通道拮抗剂
DM	diabetes mellitus	糖尿病
DN	diabetic neuropathy	糖尿病神经病变
DPM	diffusion-perfusion mismatch	PWI 和 DWI 之间的不匹配
DSA	digital subtraction angiography	数字减影血管造影
DWI	diffusion-weighted imaging	弥散加权像
EMS	emergency management of stroke	卒中急诊管理
END	early neurological deterioration	早期神经功能恶化
ESC	European Society of Cardiology	欧洲心脏病学会
ESH	European Society of Hypertension	欧洲高血压学会
FBG	fasting blood glucose	空腹血糖
FLAIR	fluid attenuated inversion recovery	液体衰减反转恢复序列
GFR	glomerular filtration rate	肾小球过滤率
HbA1c	hemoglobin A1c	糖化血红蛋白 A1c
HBPM	home blood pressure monitoring	家庭血压监测
HDL	high density lipoprotein	高密度脂蛋白
HDL-C	high density lipoprotein cholesterol	高密度脂蛋白胆固醇
HERMES	Highly Effective Reperfusion Evaluated in Multiple Endovascular Stroke Trials	多项卒中血管内治疗试验高效再灌注评价
HGB（Hb）	hemoglobin	血红蛋白
IDH	isolated diastolic hypertension	单纯舒张期高血压
IMS	Interventional Management Study	介入治疗研究
IMT	intima-media thickness	颈动脉内中膜厚度
ISC	International Stroke Conference	国际卒中大会
ISH	International Society of Hypertension	国际高血压学会
ISH	isolated systolic hypertension	单纯收缩期高血压
LDL	low-density lipoprotein	低密度脂蛋白
LDL-C	low-density lipoprotein cholesterol	低密度脂蛋白胆固醇
LICA	left internal carotid artery	左侧颈内动脉
LMCA	left middle cerebral artery	左侧大脑中动脉
LVEF	left ventricular rejection fraction	左心室射血分数
MCA	middle cerebral artery	大脑中动脉
MELT	Middle Cerebral Artery Embolism Local Fibrinolytic Intervention Trial	大脑中动脉血栓局部纤溶治疗试验
MRA	magnetic resonance angiography	磁共振血管成像
MRI	magnetic resonance imaging	磁共振成像
mRS	modified Rankin Scale,	改良 Rankin 量表
mTICI	modified thrombolysis in cerebral infarction	改良脑梗死溶栓
MTT	mean transit time	平均通过时间
NICU	neurological intensive care unit	神经重症监护室

NIHSS	National Institutes of Health Stroke Scale	美国国立卫生研究院卒中量表
NINDS	National Institutes of Neurological Disorders and Stroke	美国国立神经疾病和卒中研究所
NNT	number needed to treat	需治疗人数
OR	Odds ratio	比值比
PCI	percutaneous coronary intervention	经皮冠状动脉介入术
PROΛCT	Prolyse in Acute Cerebral Thromboembolism Trial	重组尿激酶原在急性脑梗死中的应用研究
PWI	perfusion-weighted imaging	灌注加权像
RAAS	renin-angiotensin-aldosterone system	肾素-血管紧张素-醛固酮系统
RAS	renin-angiotensin system	肾素-血管紧张素系统
RCT	randomized controlled trial	随机对照研究
rLMC	regional leptomeningeal score	区域软脑膜侧支评分
rt-PA	recombinant tissue plasminogen activator	重组组织型纤溶酶原激活剂
SATIS	safety of tirofiban in acute ischemic stroke	替罗非班治疗急性缺血性卒中安全性试验
SBP	systolic blood pressure	收缩压
Scr	serum creatinine	血清肌酐
SIR	Society of Interventional Radiology	介入放射学学会
SWI	susceptibility weighted imaging	磁敏感加权成像
T1DM	type 1 diabetes mellitus	1 型糖尿病
T2DM	type 2 diabetes mellitus	2 型糖尿病
TC	total cholesterol	总胆固醇
TCD	transcranial Doppler sonography	经颅多普勒超声
TG	triglyceride	三酰甘油
TIA	transient ischemic attack	短暂性脑缺血发作
TIBI	thrombolysis in brain ischemia	脑缺血溶栓
TTP	time to peak	达峰时间